医療の中の柔道整復

公益社団法人 全国柔道整復学校協会
監修

有沢　治
著

南江堂

■監　修
公益社団法人　全国柔道整復学校協会

■執　筆　者
有沢　　治　　呉竹メディカルクリニック　院長

■教科書委員会担当理事
齊藤　秀樹　　東京医療専門学校

■教科書委員会

西巻　英男　　附属北海道柔道整復専門学校
瀧ヶ平隆一　　北海道メディカル・スポーツ専門学校
松岡　　靖　　盛岡医療福祉専門学校
佐藤　真希　　仙台接骨医療専門学校
佐々木　賢　　赤門鍼灸柔整専門学校
齊藤　慎吾　　福島医療専門学校
横山　　靖　　前橋東洋医学専門学校
霞　　孝行　　大川学園医療福祉専門学校
○川口　央修　　呉竹医療専門学校
田中　康文　　日本柔道整復専門学校
麓　康次郎　　東京柔道整復専門学校
山村　　聡　　東京医療専門学校
大隅　祐輝　　日本医学柔整鍼灸専門学校
最上　　忠　　了德寺学園医療専門学校
須田　正志　　東京メディカル・スポーツ専門学校
後藤　晃弘　　日本工学院八王子専門学校
藤田みなと　　日本健康医療専門学校
瑞泉　　誠　　関東柔道整復専門学校
栗田　浩三　　新宿鍼灸柔整歯科衛生専門学校
吉成　有紗　　アルファ医療福祉専門学校
伊藤　浩二　　東京医療福祉専門学校
渡邉　　勉　　臨床福祉専門学校
田中　秀和　　呉竹鍼灸柔整専門学校
匂坂　文洋　　専門学校浜松医療学院

◎船戸　嘉忠　　米田柔整専門学校
髙橋　　亮　　中和医療専門学校
上濃　達朗　　北信越柔整専門学校
小林　廣幸　　信州医療福祉専門学校
藤原　清治　　関西医療学園専門学校
宮越　亮典　　大阪行岡医療専門学校長柄校
○三澤　圭吾　　明治東洋医学院専門学校
竹本　晋史　　平成医療学園専門学校
伊黒　浩二　　森ノ宮医療学園専門学校
桃井　俊明　　履正社医療スポーツ専門学校
吉村　道人　　近畿医療専門学校
姫　　将司　　東洋医療専門学校
池上　友広　　関西健康科学専門学校
金廣　行信　　朝日医療大学校
柳樂美作男　　IGL医療福祉専門学校
山田　修平　　朝日医療専門学校広島校
鹿庭　祥平　　四国医療専門学校
喜多村伸明　　福岡医療専門学校
上檔　博樹　　福岡医健・スポーツ専門学校
谷口　禎二　　福岡天神医療リハビリ専門学校
社　　由洋　　九州医療スポーツ専門学校
樋口　雅彦　　九州医療専門学校

◎委員長　○副委員長

［平成31年1月16日現在］

序　文

　従来の医療モデルは，最初に医師が患者に対応し，その後，他の医療スタッフに照会するという形式である．しかしながら救急現場や，スポーツ外傷の現場では，医師や理学療法士，看護師等が一人で医学チームの役割を担う場合がある．もちろん柔道整復師もこの中に含まれる．それぞれの専門家は複数の分野における知識と技術を向上させる必要があり，いわゆるこのマルチスキルは専門家が一人しかいない場合は特に重要である．そのため医学チームの全員が自分の力量と限界を認識し，お互いに患者の治療に最適な環境をつくり上げていく必要がある．医師も柔道整復師も最初に患者に接した場合には，適正な病態の把握が重要であり，適切な初期治療の後，必要な場合は，早急にほかのメンバーや医療機関への照会が求められる．

　適正な病態の把握は，診断，治療に密接し，その後の身体活動，日常生活活動に大きな影響を与える．これらは柔道整復師のみならず整形外科医を含めた医学チーム全体に求められるものである．運動器疾患における急性外傷は言うに及ばず，腰痛，背部痛を主訴とする慢性疾患，変性疾患や，炎症性疾患，腫瘍性疾患，さらには神経障害，循環障害，意識障害等，初期対応が生命の危険にも影響する病態が存在することを十分に認識する必要がある．

　本書を執筆するにあたり，病態の説明と放置した場合の合併症，危険性を併せて記述した．柔道整復師を目指す方々や柔道整復教育の発展に少しでもお役に立てれば幸いである．

　医療現場における柔道整復師の役割は，多岐にわたり，重要性は高い．今後も整形外科医を含めたチームスタッフとの連携が重要である．柔道整復師と整形外科医が連携して，運動器疾患の治療にさらなる貢献ができるよう願っている．

　最後に執筆にあたりご指導，ご援助を頂いた全国柔道整復学校協会の先生方，南江堂の担当者各位に厚くお礼を申し上げる．

　2019年2月

有沢　治

目　次

1　柔道整復術の適否を考える　1

2　損傷に類似した症状を示す疾患　3

A　内臓疾患の投影を疑う疼痛 ………… 3
1 背部の痛み ……………………………… 3
2 胸部の痛み ……………………………… 3
3 腹部の痛み ……………………………… 4
4 肩の痛み ………………………………… 4
5 上肢の痛み ……………………………… 4
B　腰痛を伴う疾患 ……………………… 5
1 腰痛を伴う疾患 ………………………… 5

2 腰痛のred flag ………………………… 5
3 見逃してはいけない整形外科疾患 ……… 5
C　化膿性の炎症など …………………… 12
1 急性化膿性骨髄炎 ……………………… 12
2 皮膚の細菌感染症 ……………………… 13
3 結晶誘発性関節炎 ……………………… 14
D　軟部組織の圧迫損傷 ………………… 17

3　血流障害を伴う損傷　19

1 動脈損傷 ………………………………… 19
2 骨　折 …………………………………… 19

3 脱　臼 …………………………………… 21

4　末梢神経損傷を伴う損傷　23

1 腕神経叢麻痺 …………………………… 23
2 骨　折 …………………………………… 23

3 脱　臼 …………………………………… 28

5　脱臼骨折　31

1 肩関節脱臼骨折 ………………………… 31
2 肘関節脱臼骨折 ………………………… 31

3 股関節脱臼骨折 ………………………… 32
4 足関節脱臼骨折 ………………………… 33

6 外出血を伴う損傷 35

1 開放性骨折 ……………… 35 　　2 開放性脱臼 ……………… 41

7 病的骨折および脱臼 43

1 病的骨折 ………………… 43 　　2 病的脱臼 ………………… 45

8 意識障害を伴う損傷 47

1 頭蓋骨骨折 ……………… 47 　　5 急性硬膜下血腫 ………… 52

2 脳挫傷 …………………… 49 　　6 急性脳内血腫 …………… 53

3 外傷性クモ膜下出血 …… 50 　　7 慢性硬膜下血腫 ………… 54

4 急性硬膜外血腫 ………… 52

9 脊髄症状のある損傷 57

1 頸椎損傷 ………………… 57 　　3 胸椎，腰椎損傷 ………… 61

2 非骨傷性頸髄損傷 ……… 59 　　4 非骨傷性胸椎，腰椎部脊髄損傷 ……… 61

10 呼吸運動障害を伴う損傷 65

1 胸部外傷 ………………… 65

11 内臓損傷の合併が疑われる損傷 67

A 骨　折 …………………… 67 　　B 脱　臼 …………………… 70

1 肋骨骨折 ………………… 67 　　1 胸鎖関節脱臼 …………… 70

2 骨盤骨折 ………………… 68 　　2 股関節脱臼骨折 ………… 71

12 高エネルギー外傷 73

1 外傷性ショック ………… 73 　　4 深部静脈血栓症（DVT），肺血栓塞栓症（PTE）

2 播種性血管内凝固症候群（DIC） … 74 　　　　…………………………… 75

3 脂肪塞栓症候群（FES）… 74

索　引 ……………………………………………………………………………… 77

1 柔道整復術の適否を考える

　一般に医療は，最初に医師が患者に対応し，その後ほかの医療スタッフが対応するという形式をとる．一方，救急現場では，患者が最初に接するのは医師の場合もあれば，柔道整復師の場合もある．またスポーツ外傷の現場では，トレーナー，理学療法士，柔道整復師の場合もある．そのため救急医療スタッフの全員が自分の力量と限界を認識し，お互いに患者の治療に最適な環境をつくり上げていく必要がある．医師も柔道整復師も最初に患者に接した場合には適切な診察，診断，治療が，また特定の疾患に関しては，適切な医療機関への紹介が求められる．

　救急医療における最大の課題は，外傷や疾患の原因を特定して改善することである．対象もさまざまで，スポーツや交通事故，災害事故が原因の外傷・障害の診断・治療，さらには多発外傷の診断と治療順位の決定など，適切な初期治療が求められる．骨，関節，軟部組織における外傷性疾患だけではなく，変性疾患や炎症性疾患，腫瘍性疾患などでも神経麻痺や血行障害の出現などによる重大な後遺症や，時に生命予後を左右する急性期症状に対して適切な判断が求められることもある．

　医師と同様に，急性外傷に対する柔道整復師の役割は大きい．筋骨格系疾患の急性外傷は，骨折，軟骨損傷，脱臼，靱帯損傷，筋損傷，腱損傷，そのほか神経損傷などがあげられる．急性外傷は二次的合併症予防のためにも早期診断，早期治療が必要である．特にスポーツの現場などで発生した骨折，脱臼などの骨関節損傷の応急的な整復は，医師と柔道整復師のみに許されている．また，外固定法や初期治療法についても柔道整復師は認識が深く，急性外傷に対する柔道整復師の役割は，適切な応急処置を行うことであるといえる．

　また，急性期疾患以外にも，柔道整復師はスポーツ障害（overuse障害）に関わることが多い．スポーツ障害には，疲労骨折，骨炎，骨膜炎，骨端症，軟骨障害，変形性関節症などの骨関節障害や，滑膜炎，靱帯炎，筋炎，腱炎，腱鞘炎，絞扼性神経障害，皮膚障害などの軟部組織障害がある．骨関節疾患の見識があり，トレーナーやセラピストとしてスポーツ障害の治療にも参画している柔道整復師の役割は，スポーツ障害に対する適切な処置の一画を担うことである．

　適切な診察，診断は治療に密接し，その後の日常生活活動に大きな影響を与える．これらは柔道整復師のみならず医療チーム全体に求められるものであるが，まず診断の原則は，注意深い問診，徹底的な身体診察，適切な検査である．問診では，原因，経過を詳しく調べる，外傷の環境要因を確認する，症状の正確な状況を知る，既往歴，手術歴を知ることが重要である．適切な診断に必要なのは，解剖学的知識，運動生理学的知識，患者環境の理解，画像検査の意味や有用性の理解といえる．病態を把握し，適切な初期治療の後，必要な場合は，早急に医療機関へ搬送する．

2 損傷に類似した症状を示す疾患

A ● 内臓疾患の投影を疑う疼痛

1 背部の痛み

　背部痛を生じる整形外科疾患は，胸椎圧迫骨折や変形性脊椎症，胸椎黄色靱帯骨化症，胸椎椎間板ヘルニア，強直性脊椎炎のほか，原発性・転移性脊椎腫瘍や椎体炎，椎間板炎，結核などの炎症性疾患があげられる．そのほか上背部・肩甲部痛は，頸椎症や頸椎椎間板ヘルニアなどの頸椎疾患も考慮する必要がある．また，脊椎は，外傷機転がなくても骨粗鬆症，骨軟化症，髄膜腫，転移性腫瘍などにより，病的骨折の結果として圧迫骨折を起こす場合もある．背部痛を呈する内臓疾患は，腎臓疾患，膵臓疾患が代表的である．そのほか心臓疾患，肝臓疾患，胃疾患，胆囊疾患なども背部痛を認めることがある．また内臓疾患ではないが，肋間神経痛を初発症状とするものとして帯状疱疹がある．さらに，既往歴，手術歴の聴取が重要で，症状の推移にも十分な注意，観察が必要である．

　放置例　転移性脊椎腫瘍など腫瘍性疾患や椎体炎，椎間板炎，結核などの炎症性疾患では，腫瘍や炎症の進行により，病的骨折や脊椎の圧潰を呈し，脊髄症状，馬尾症状を認める場合がある．圧潰の程度や期間により不可逆的な麻痺症状を呈する可能性がある．また，急性心筋梗塞，急性大動脈解離，緊張性気胸，肺塞栓，急性膵炎，胆石発作などでは死に至る場合もある．

2 胸部の痛み

　肋骨骨折や変形性脊椎症，脊椎圧迫骨折に伴う肋間神経痛を呈するものが多い．そのほか胸痛を伴う内臓疾患は，心臓疾患，呼吸器疾患，血管系疾患，消化器系疾患があり，特に突然の胸痛では，狭心症，急性心筋梗塞，肺血栓塞栓症，肺梗塞症，解離性大動脈瘤なども考えられる．緊急の対応が必要で，しばしば生命予後を左右する．

　放置例　肋骨骨折はその損傷程度により，呼吸器や循環器の合併症を呈する場合がある．脊椎圧迫骨折は，圧潰や脊椎の変形により，脊髄症状や馬尾症状を呈する場合がある．狭心症，急性心筋梗塞，肺血栓塞栓症，肺塞栓，解離性大動脈瘤では死に至る場合もある．

③ 腹部の痛み

　下部肋骨骨折や胸腰椎部圧迫骨折，変形性脊椎症では，側腹部痛を呈する場合がある．そのほか上腹部の急性疼痛として，急性胃炎，虫垂炎，急性胆嚢炎，急性膵炎などがあげられる，慢性疼痛としては，慢性胃炎，胃・十二指腸潰瘍，胃がん，肝炎，肝臓がん，慢性膵炎などがあげられる．側腹部痛として，胆嚢炎，胆石症，腎・尿路結石などが考えられる．また，子宮外妊娠をはじめ子宮・卵巣疾患など婦人科疾患を考慮する必要もある．吐き気や嘔吐，顔面蒼白，冷や汗などを伴う内臓痛であるのか，体性痛であるのか，関連痛であるのか十分な観察が必要で，外傷機転の有無を聴取して，適切な医療機関による精査，治療が必要である．

　放置例 胸腰椎部圧迫骨折では，圧潰の進行，脊椎変形により，脊髄や馬尾の損傷を呈する場合がある．また，急性膵炎，上腸間膜動脈閉塞症，腹腔内出血，大動脈瘤破裂，大動脈解離，消化管穿孔，腸管壊死はショック症状を呈し生命予後を左右することもある．

④ 肩の痛み

　いわゆる頸肩腕症候群，変形性頸椎症，頸椎椎間板ヘルニア，頸椎捻挫，肩関節周囲炎，変形性肩関節症，肩関節部の外傷性疾患では肩部痛を呈することがある．また，狭心症，心筋梗塞における虚血性心疾患や自然気胸，外傷性気胸など肺・呼吸器疾患においても背部から肩関節痛，また上腕部痛を呈する場合があり，注意が必要である．

　放置例 頸椎疾患は，神経根症状や脊髄症状の合併，進行，悪化を呈する場合がある．特に後正中型の頸椎椎間板ヘルニアや頸椎症性脊髄症では，軽微な外傷を機転として，脊髄損傷を呈する場合もある．肩関節や肩甲部，上腕部の痛みを主訴として発症する虚血性心疾患や呼吸器疾患は，生命予後を左右することも多い．特に頸部痛，上腕部痛を呈する虚血性心疾患では，頸椎椎間板ヘルニアや頸椎症性神経根症と非常によく似た神経根症状を認める場合があり，鑑別に難渋するため注意が必要である．

⑤ 上肢の痛み

　頸椎症，頸椎椎間板ヘルニア，頸椎後縦靱帯骨化症などの神経根症状として上肢痛を呈することが多い．また，急性心筋梗塞でも左上肢痛を呈することがあり，ジャクソンJacksonテストやスパーリングSpurlingテストなど神経根誘発テストの陽性所見を認めることもある．胸痛，胸部苦悶感をはじめとする胸部所見の有無などの把握とその初期対応が重要となる．

　放置例 頸椎椎間板ヘルニア，頸椎後縦靱帯骨化症では，軽微な外傷で急性の脊髄損傷を呈する場合がある．急性心筋梗塞など虚血性心疾患では生命予後を左右することもある．

B ● 腰痛を伴う疾患

1 腰痛を伴う疾患

腰痛とは，肋骨縁の下方から臀部にかけての疼痛で，筋骨格系疾患では，下肢痛を伴うものと伴わないものがある．先進諸国の国民の70%以上が経験し，地域的な差はなく，年齢にもあまり関係なく各世代で30%の人々が悩まされている．これらの腰痛の原因として，椎体由来のもの（転移性脊椎腫瘍，骨粗鬆症，椎体圧迫骨折，化膿性脊椎炎），椎間板由来のもの（腰椎椎間板症，腰椎不安定症），椎間関節由来のもの（変形性腰椎症，椎間関節症候群，椎間関節囊腫），神経根由来のもの（腰椎椎間板ヘルニア，腰部脊柱管狭窄症，腰椎分離すべり症，腰椎変性すべり症），筋群由来のもの（筋筋膜性腰痛）があげられる．そのほか鑑別が必要な腰痛を伴う疾患は**表2・1**のとおりである．

2 腰痛のred flag

腰痛を訴える患者に対する病歴聴取ではred flagに注意し，重大な疾患を見落とさないことが重要である．具体的な腰痛のred flagを**表2・2**にあげる．

3 見逃してはいけない整形外科疾患

整形外科疾患のうち見逃してはならないのは脊髄圧迫を伴うものである．下肢の麻痺症状，膀胱・直腸障害のあるもの，また進行性の麻痺症状のあるものは，初期対応が重要となる．麻痺がある場合は腰痛が主訴にならないこともある．緊急手術が必要な場合が多く，治療成績を大きく左右する．また早期発見，早期治療が予後を決定する場合がある．

表2・1　腰痛を伴う疾患

	疾患名
消化器系疾患	胃潰瘍・十二指腸潰瘍，胃がん，胃下垂，大腸がん，肝硬変，肝臓がん，膵炎，膵臓がん，胆嚢炎，胆石症
泌尿器系疾患	腎盂腎炎，腎周囲炎，水腎症，腎梗塞，単純性腎嚢胞，腎静脈血栓症，腎下垂，尿路結石
脈管系疾患	腹部大動脈瘤
婦人科系疾患	子宮内膜症，子宮筋腫，子宮がん，子宮頸管炎，月経痛，月経困難症，月経不順，更年期障害
神経内科疾患	
精神科疾患	
その他の整形外科疾患	骨盤部腫瘍，股関節疾患，仙腸関節疾患，馬尾腫瘍など

表2・2 腰痛のred flag

1. 発症年齢が20歳未満か50歳以上
2. 最近の激しい外傷歴(高所からの転落,交通事故など)
3. 進行性の絶え間ない痛み(夜間痛,楽な姿勢がない,動作と無関係)
4. 胸部痛
5. 悪性腫瘍の病歴
6. 長期間にわたる副腎皮質ホルモン(ステロイド薬)の使用歴
7. 非合法薬物の静脈注射,免疫抑制薬の使用,HIV陽性
8. 全般的な体調不良
9. 原因不明の体重減少
10. 腰部の強い屈曲制限の持続
11. 脊椎叩打痛
12. 身体の変形
13. 発熱
14. 膀胱・直腸障害とサドル麻痺

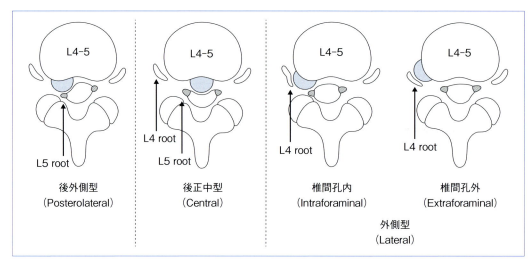

図2・1 腰椎椎間板ヘルニアの分類

a. 後正中型腰椎椎間板ヘルニア

　脱出した椎間板が馬尾神経を圧迫して,腰痛,下肢痛,麻痺を引き起こす病態である(図2・1).外側型ヘルニア(図2・2)や後外側型ヘルニア(図2・3)では患側の神経根症状を呈することが多いが,大きな後正中型ヘルニア(図2・4)では,両下肢の筋力低下,感覚障害,膀胱・直腸障害が急激に出現する場合があり,早急な手術が必要である.下肢腱反射の減弱,筋力低下,感覚障害を呈し,下肢麻痺,感覚脱出を認めることもある.

　放置例 神経根症状の強い場合では,支配筋の筋萎縮が進行し回復不能な麻痺症状が残存する可能性がある.また,馬尾症状の出現は,不可逆的な馬尾神経損傷,膀胱・直腸障害を含めた両側下肢麻痺が残存する場合がある.

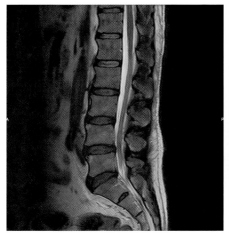
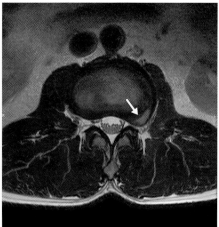

図2・2　外側型ヘルニア

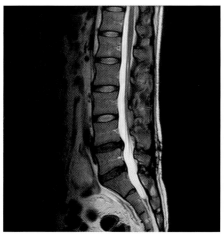
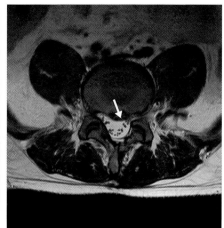

図2・3　後外側型ヘルニア

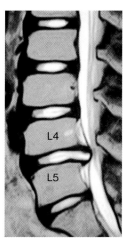
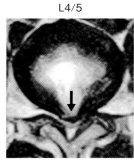

図2・4　後正中型ヘルニア
［中川幸洋：腰椎椎間板ヘルニア．新版スポーツ整形外科学，中嶋寛之（監），p.98，南江堂，2011より許諾を得て転載］

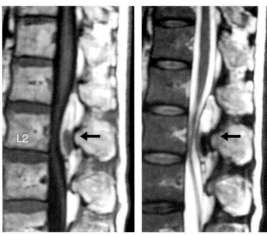

図 2・5 特発性脊髄硬膜外血腫
[中村雅也, 戸山芳昭：脊髄血管病変. 整形外科専門医テキスト, 長野昭ほか（編）, p.520, 南江堂, 2010より許諾を得て転載]

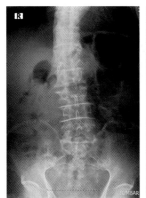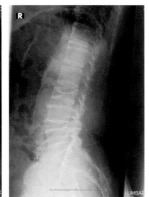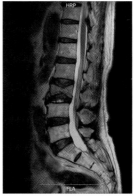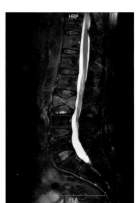

図 2・6 腰椎椎体圧迫骨折

b. 特発性脊髄硬膜外血腫

　脊柱管と硬膜の間に生じる特発性の出血である（**図2・5**）. 症状として特徴的なのは, 比較的急速に増強する背部痛や腰痛で, 出血は胸椎部に生じることが多い. 出血の量が多いと運動麻痺や膀胱・直腸障害を伴う. 出血の原因として, 脊椎に大きな力が加わる外傷や重量挙げなどのスポーツ, 脊椎の手術や硬膜外ブロックなど医原的なもの, 抗血小板薬や抗凝固薬の服用があるが, 原因がはっきりしない特発性出血もある. 早急の血腫除去が必要となる.

　放置例 出血部位に応じて脊髄症状や馬尾症状が出現し, 回復不可能な麻痺が残存する. また上位頚椎での血腫形成は, 呼吸不全を呈し, 生命予後を左右することもある.

c. 骨粗鬆症性脊椎圧迫骨折（図2・6）

　高齢者が転倒した時に生じやすい. なかには腰を軽く捻った程度や外傷歴のない場合でも強い急性腰痛症として発症することもある. 受傷直後はX線検査において異常がなくとも, 経過とと

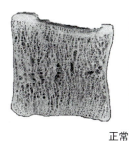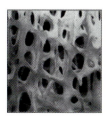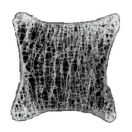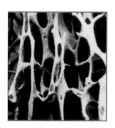

正常　　　　　　　　　　　　　　　　　骨粗鬆症

図2・7　正常な椎体と骨粗鬆症の椎体構造の比較

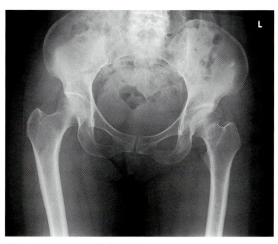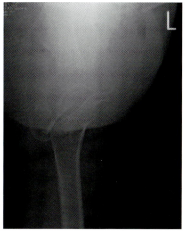

図2・8　大腿骨近位部骨折

もに椎体圧潰が進行する場合がある．損傷した椎体後壁が脊柱管内で膨隆し神経症状を認めることもある．

放置例　圧潰の進行により，脊柱の変形を生じ脊髄症状や馬尾症状を呈する場合がある．

> **MEMO　骨粗鬆症（図2・7）**
>
> 骨粗鬆症とは骨強度が低下し，骨折のリスクが増大する疾患で，その有病率は40歳以上の腰椎で男性3.4%，女性19.2%，大腿骨頸部で男性12.4%，女性26.5%である．骨粗鬆症の患者数は1,280万人（男性300万人，女性980万人）である．大腿骨近位部骨折（**図2・8**）の発生数は依然として増加傾向にあり，2007年の調査結果では148,100人（男性31,300人，女性116,800人）である．

d．急性化膿性脊椎炎（図2・9）

腰痛に発熱が伴っている時に鑑別すべき疾患である．発熱と激しい腰背部痛で発症する急性型と，微熱が持続し緩徐に発症する亜急性型がある．初期には発熱がなく，炎症所見に乏しい場合がある．体動時痛とともに夜間など安静時にも疼痛を認める場合が多い．血液検査で炎症所見の確認と，初期では単純X線検査では異常所見を認めないものもあり，MRI検査が有用である．

放置例　上下椎体へ炎症が進行し，周囲の筋や臓器へ波及して敗血症を生じ，多臓器不全の原因になることがある．また椎体の圧潰，脊柱の変形により，脊髄症状，馬尾症状を呈する場合がある．

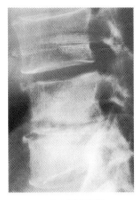
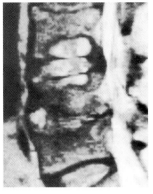
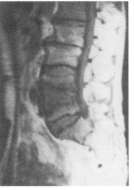
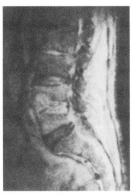

a. L4/5 X線像 b. L4/5 MRI像（T2強調） c. 腰椎MRI像（T1強調） d. 腰椎MRI像（T2強調）

図2・9 化膿性脊椎炎
[a, b：町田秀人：化膿性疾患. 整形外科クルズス, 中村耕三（監）, p.293, 南江堂, 2003より許諾を得て転載.
 c, d：鬼塚英雄：脊椎の炎症と腫瘍. 骨・関節のMRI, 片山仁, 大澤忠（編）, p.206, 南江堂, 1994より許諾を得て転載]

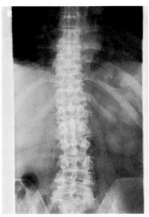
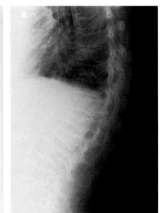

図2・10 多発性骨髄腫による腰椎圧迫骨折

e. 転移性脊椎腫瘍

　腰痛が悪性腫瘍の脊椎転移の初発症状であることがある. なかには多発性圧迫骨折に進行することもある（**図2・10**）. ほとんどは血行性転移であり, 腰椎, 胸腰椎のほか骨盤, 肋骨への転移が多い. 原発性では, 血液検査が鑑別に有用なことがある. 問診において既往歴や手術歴のチェックが重要であり, 血液, 生化学, 腫瘍マーカーを含めた血液検査が必要である. 症状として, 腰痛, 背部痛を認め, 体動時痛に加え, 安静時においても軽快しない持続性, 増強性の疼痛性障害を認めることが多い. 単純X線検査では多くの場合, 溶骨性変化を認めるが（**図2・11**）, 乳がんや前立腺がんでは骨硬化性変化を呈するものがある（**図2・12**）. 一般に境界は不明瞭で, 椎体の圧潰, 椎弓根陰影の消失を認める. 椎間板腔の狭小化はない. MRI検査（**図2・13**）では, 脊髄, 馬尾神経や周辺組織との関係が描出される. 骨シンチグラフィー検査は, 他の部位の転移の把握に有用である. 原発巣の性状, 進行度を含めた全身状態の把握, 転移部位の確認, 神経障害の程

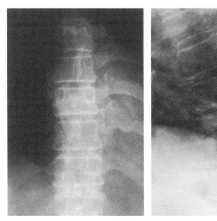

図2・11 転移性脊椎腫瘍のX線像
［真角昭吾, 立石昭夫, 林浩一郎：整形外科X線診断アトラス, p.420, 南江堂, 1997より許諾を得て転載］

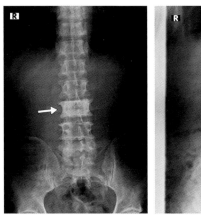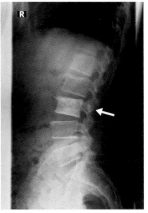

図2・12 転移性脊椎腫瘍のX線像（前立腺がん）

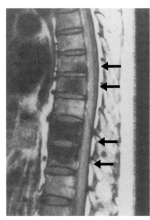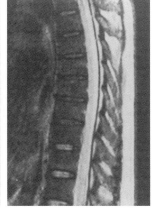

a. T1強調矢状断 　　　 b. T2強調矢状断
図2・13 転移性脊椎腫瘍のMRI像（腰椎）
［鬼塚英雄：脊椎の炎症と腫瘍. 骨・関節のMRI, 片山仁, 大澤忠（編), p.212, 南江堂, 1994より許諾を得て転載］

度を踏まえた管理，治療が必要となる．

放置例 腫瘍の進行により，病的骨折や脊椎の圧潰を呈し，脊髄症状，馬尾症状を認める場合がある．圧潰の程度や期間により不可逆的な麻痺症状を呈する可能性がある．

C 化膿性の炎症など

　疼痛を主訴として外来受診するケースでも，受傷原因がはっきりせず，局所の腫脹，熱感，発赤などの炎症所見を認める場合は，骨，関節および軟部組織における化膿性疾患を考慮しなければならない．

1 急性化膿性骨髄炎

　化膿性骨髄炎は，細菌感染における骨髄の炎症で，起炎菌は黄色ブドウ球菌が最も多い．
　発症様式として，隣接化膿創からの波及や開放性骨折など直接感染もあるが，血行性感染が最も多い．血行性感染の感染源として，上気道，皮膚，耳鼻科，泌尿器科領域の感染巣などがある．症状として，発熱，悪寒，全身倦怠感，局所の疼痛，発赤，熱感，腫脹などの炎症症状を呈し，疼痛は安静時にも認めるものが多い．好発部位は，小児では長管骨の骨幹端部に多い（**図2・14**）が，成人では骨幹部での発症が増加する傾向にある．下肢は上肢の2～6倍頻度が高く，特に膝関節周囲に多い．X線検査所見は，初期にはまったく変化がないか，軽度のびまん性の骨萎縮像のみがみられる．病期の進行とともに不規則な骨吸収，骨破壊と骨膜反応がみられる．初期には，MRI検査が有用である．血液検査にて，白血球数，赤沈（赤血球沈降速度），CRP（C反応性タンパク）の増加の確認をし，確定診断は，細菌培養検査による起炎菌の同定による．治

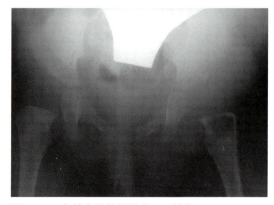

図2・14　急性化膿性骨髄炎のX線像
[宍戸博：感染症．整形外科学テキスト 改訂第4版，髙橋邦泰，芳賀信彦（編），p.266, 南江堂，2017より許諾を得て転載]

C 化膿性の炎症など 13

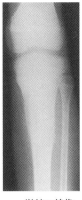
a. 単純X線像

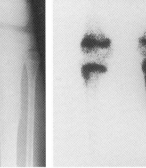
b. 骨シンチグラフィー

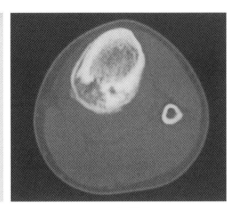
c. CT像

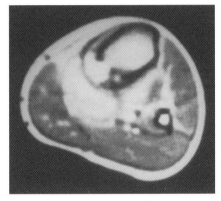
d. プロトン密度像

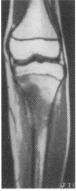
e. T1強調像

図2・15 慢性骨髄炎
[杉本英治：脊椎の炎症と腫瘍．骨・関節のMRI，片山仁，大澤忠（編），p.108，南江堂，1994より許諾を得て転載]

療は，緊急かつ強力な治療が必要であり，薬剤感受性のある抗菌薬の投与とともに，外科的治療として切開排膿，病巣搔爬，郭清を要する．慢性化すると難治性となる．

　放置例　炎症の進行，波及により敗血症を呈し，全身状態の悪化から多臓器不全を生じる可能性がある．局所所見の悪化は，難治性の慢性骨髄炎へと進展する（図2・15）．

2 皮膚の細菌感染症

　皮膚の細菌感染症は細菌の急激な増殖や損傷を受けた皮膚への感染によることが多い．免疫力の低下や血流障害の合併，皮膚の不衛生は感染を起こしやすい状態にあるといえる．

a. 蜂窩織炎（図2・16）

　皮膚の真皮から皮下脂肪組織に起こる化膿性感染症で，起炎菌は黄色ブドウ球菌や連鎖球菌が多い．下腿部や足背部が好発部位で，皮膚の損傷（外傷，皮膚炎，白癬菌感染など）から感染するものが多い．まったく感染源が特定できないものもあり，リンパのうっ滞，浮腫を原因とするものもある．瘭疽は指や足趾の先端部で発生した蜂窩織炎で，表皮で発生したものは伝染性膿痂疹（とびひ）である．初期には広範な発赤を伴う腫脹，疼痛，局所熱感がみられ，全身症状で

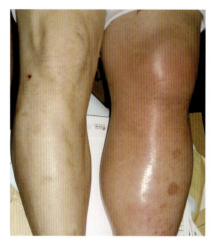

図2・16 蜂窩織炎
[(公社)全国柔道整復学校協会(監):柔道整復学・実技編,改訂第2版,p.367,南江堂,2012より許諾を得て転載]

は発熱,悪寒があり,頭痛,関節痛を伴うこともある.

放置例 炎症所見の進行により,局所では瘻孔を形成し排膿がみられ,深い潰瘍を形成することもある.さらに,進行すると広範囲に組織壊死が生じ,壊死性筋膜炎や菌血症を起こし,生命に危険が及ぶことがある.

b. 丹　毒

表皮基底層および真皮浅層での皮膚細菌感染症で溶血性連鎖球菌(溶連菌)が起炎菌である.多くは顔面や四肢にみられ,近接するリンパ節の腫脹と疼痛がみられる.蜂窩織炎と類似するが,皮下組織よりも浅い感染症で,高齢者や免疫力の低下した人の発症が多い.

放置例 皮膚に境界明瞭な赤い腫れが出現し,急速に拡大する場合が多い.皮膚表面は張って硬く光沢のある赤み,熱感,触れると強い疼痛がある.水疱や出血斑を伴うものもある.炎症所見の拡大に伴い高熱,悪寒を生じ,全身症状が悪化する.

③　結晶誘発性関節炎

体内で異常に産生された結晶が誘因となり関節炎を引き起こす疾患を結晶誘発性関節炎といい,尿酸ナトリウム結晶による痛風,ピロリン酸カルシウム結晶による偽性痛風,塩基性リン酸カルシウム結晶(ヒドロキシアパタイト)による石灰沈着性滑液包炎や石灰沈着性腱炎などがある.

a. 痛　風(図2・17)

高尿酸血症を基盤として関節炎をきたす疾患で,男性に多く,好発部位は足趾(母趾MP関節が多い)である.関節の痛み,発赤,局所熱感がみられる.初発は足部が多いが,足関節,膝関節からの発症もある.再発を繰り返し,次第に症状は増悪する.発作時の痛みは激烈で耐え難い.

C 化膿性の炎症など　15

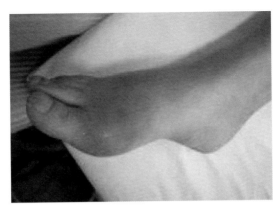

図2・17　痛風

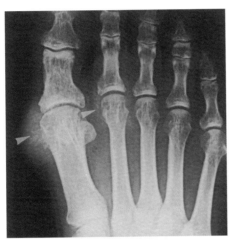
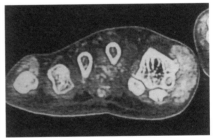

図2・18　痛風による打ち抜き像
［真角昭吾，立石昭夫，林浩一郎：整形外科X線診断アトラス，p.259，南江堂，1997より許諾を得て転載］

進行したものでは耳介などに皮下結節をつくることがあり痛風結節と呼ばれる．単純X線像ではpunched out area（打ち抜き像）と呼ばれる骨破壊像を認めるものがある（図2・18）．

　放置例　関節の破壊性変化，変形性変化を生じ，二次性の変形性関節症を生じる．

b．偽性痛風

　ピロリン酸カルシウム calcium pyrophosphate dehydrate（CPPD）が沈着したことで関節炎をきたす疾患で，CPPD沈着症，軟骨石灰化症ともいう．約半数が膝関節での発生で，そのほかほとんどの関節に発生しうるが，肩関節，足関節などの大関節での発生が多い（図2・19）．痛風より弱いといわれているが関節に激しい痛みが起こり，発赤，局所熱感がみられる．発熱や全身倦怠感など全身症状を伴うことが多い．高尿酸血症はみられない．通常，高齢者にみられ性差はない．

　放置例　化膿性関節炎との混合感染を呈することがあり，切開排膿や持続洗浄療法など外科的処置が必要となる．全身の炎症所見の悪化を生じる．

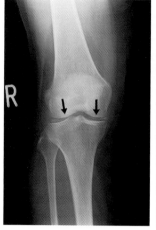
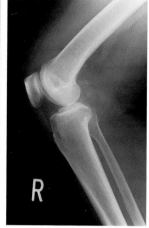

図2・19 偽性痛風

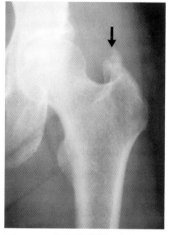

図2・20 石灰沈着性滑液包炎
[片田重彦, 石黒隆:整形外科プライマリケアハンドブック, 改訂第2版, p.90, 南江堂, 2004より許諾を得て転載]

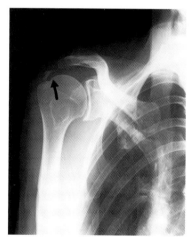

図2・21 石灰沈着性腱炎

c. 石灰沈着性滑液包炎 (図2・20), 石灰沈着性腱炎 (図2・21)

　滑液包や腱に沈着したリン酸カルシウム結晶によって急性の炎症が生じる疾患で, 石灰沈着性滑液包炎は肩関節や股関節に, 石灰沈着性腱炎は肩腱板に起こることが多い. 40～50歳代の女性に多くみられる. 肩関節に起こったものでは夜間に突然生じる激烈な疼痛で始まることが多く, 痛みで睡眠が妨げられ, 肩を動かせなくなる. 局所の腫脹, 熱感を認め, 時に発赤を認める. 著明な圧痛と可動域制限がみられ, 軽微な外傷が誘因となるものもある. 単純X線像で関節周辺に特徴的な石灰沈着像を認める.

　放置例　疼痛性障害の持続, 悪化を呈し, 関節拘縮を呈する.

D ● 軟部組織の圧迫損傷

　褥　瘡：皮膚が持続的に圧迫されて起こる阻血性壊死で，多発外傷や脊髄損傷，脳血管疾患，慢性閉塞性肺疾患，心不全など長期臥床時に発生しやすい．好発部位は，仙骨部（**図2・22**），大転子部，踵骨部，坐骨結節部，尾骨部で，ギプスの外固定や，牽引架台，ベッドの圧迫障害などでも発生することがある．組織の壊死が起こると疾患の早期の治癒が困難になるだけではなく，褥瘡からの細菌感染症の併発の危険性もあり，褥瘡は発生させないことが最大の予防である．

　放置例　皮膚を含め，軟部組織の壊死が進行し細菌感染症を生じる．炎症の拡大により敗血症や多臓器不全となり，生命維持の危険性を呈する場合がある．

> **MEMO　褥瘡の予防**
> 　発生させないことが最大の予防である．骨突出部の疼痛の有無の確認，皮膚状態の確認が重要である．予防および治療手段として最も重要なことは体位を変換し体圧分布を変えることである．
> - 定期的な体位変換（2時間ごと）
> - エアーマットやクッションの使用
> - 医療用ベッドの使用（医療用ベッドは，ベッド面が傾斜し，急性期には脊椎の骨折部に負担をかけず安全に体位変換を行える）
>
> 　難治性褥瘡には形成術が必要となる．縫縮術は再発が多い．回転皮弁術や血管柄付筋弁術が優れている．手術後も吸収ドレーンの留置，抜糸の時期，抜糸後の除圧，リハビリテーションの管理が重要である．

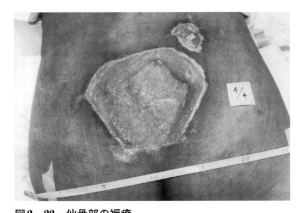

図2・22　仙骨部の褥瘡
［藤巻滋：脊髄損傷．リハビリテーション医学，改訂第3版，三上真弘（編），p.159，南江堂，2010より許諾を得て転載］

3 血流障害を伴う損傷

外傷における血流障害は，四肢の動・静脈の損傷と，直接の血管損傷はないが圧迫による障害に分けられる．症状として，神経支配領域に一致しない疼痛や感覚障害，皮膚の色調の変化，皮膚温の変化，脈拍の減弱，腫脹，浮腫などがあげられる．血流障害における疼痛は耐え難く著しいことが特徴である．皮膚の色調は動脈の閉塞，破綻があると蒼白になり，静脈還流障害があるとチアノーゼを呈する．拍動確認は，上肢では鎖骨下動脈，橈骨動脈，尺骨動脈が，下肢では大腿動脈，膝窩動脈，後脛骨動脈，足背動脈が重要である．動脈損傷が疑われれば，超音波ドプラー血流計，血管造影検査が必要となる．

① 動脈損傷

完全損傷には動脈裂創，動脈断裂，動脈穿孔，動脈穿通があり，不全損傷には動脈痙攣，動脈挫傷がある．開放性の動脈損傷では，拍動性の出血がみられるが，閉鎖性動脈損傷では，強い腫脹と随時拡大する血腫形成を認める．典型的症状として5P〔疼痛（pain），感覚異常（paresthesia），運動麻痺（paralysis），脈拍消失（pulselessness），皮膚蒼白（paleness）〕があるが，時として欠く所見もあり，適切な判断が必要である．

出血性ショックを念頭に置き，局所の圧迫，挙上とともに，輸液，輸血を行い，全身管理のもと血管修復，血行再建術，合併症の対応を行う．

放置例 大血管になればなるほど出血量は増大し，出血性ショックを呈する．また動脈損傷を認める外傷は，骨折，脱臼や神経損傷を合併している場合が多い．さらに筋区画内の組織圧が高まりコンパートメント症候群が完成すると，拘縮や神経麻痺などの高度な機能障害が残存する．

② 骨 折

a. 鎖骨骨折

直達外力による骨折では，鎖骨下動静脈の損傷や腕神経叢損傷を起こす場合がある．前後方向のX線像とともに，肺尖位撮影が胸郭との関係をみるうえで有用である．動脈の部分損傷例では，血腫や側副血行路によって，橈骨動脈の拍動は触知可能なこともあり注意が必要である．胸部X線像やCT像にて異常陰影がないかチェックすることも有用である．

放置例 上肢の運動障害や感覚障害が出現し，徐々に症状は進行，悪化する．鎖骨下動静脈損傷では，血腫の出現，虚血の症状がみられ，出血性ショックを呈する場合もある．

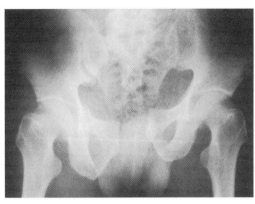
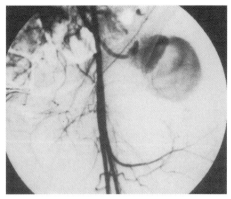

図3・1　骨盤骨折の動脈損傷
［岡部聡：骨盤．ゴールドスタンダード整形外科外傷・救急，中村利孝，吉川秀樹（編），p.287，南江堂，2003より許諾を得て転載］

b．上腕骨顆上骨折

　転位の大きい上腕骨顆上骨折では，近位骨片の転位方向により上腕動脈の損傷をきたすことがある．強い疼痛と著しい腫脹を伴う．また橈骨神経，正中神経，尺骨神経のいずれの神経損傷もきたす場合がある．循環動態の把握と神経麻痺の確認が必要である．小児例が多く，患児がうまく表現できないこともあり，肘周囲に限らず，手指を含めた上肢全体の運動状態，感覚，色調の変化など経過観察が重要である．

　放置例　骨折の症状に加えて神経損傷，血管損傷が発見できなかったり，放置されたりする場合がある．フォルクマンVolkmann拘縮となることもある．

c．骨盤骨折

　高エネルギー外傷による骨盤骨折に合併した後腹膜出血は，高い死亡率につながる出血部位の1つであり，不安定型骨盤骨折に伴う骨盤内血管損傷はその原因としてよく知られている（図3・1）．

　放置例　血管損傷や骨盤内臓器損傷を伴わなくても骨折部からの出血は多く，出血性ショックを伴うことが少なくない．必ずしも出血量は骨折の程度とは相関せず，受傷後数時間を経て出血性ショックが出現する場合もある．出血のコントロールが重要で呼吸，循環の全身管理が必要となり，輸液管理，輸血管理がなければ生命の危険性を生じる．ショックパンツの装着，創外固定による骨折部の固定保持を行い，血管損傷を疑う場合は，血管造影検査を行い，経カテーテル動脈塞栓術を行う．頻度は少ないものの，骨盤骨折非合併例でも大動脈や下大静脈，およびその分枝の損傷で後腹膜出血を生じることがあり注意が必要である．

d．大腿骨遠位部骨折

　交通外傷や高所からの転落など大腿骨遠位部に直達外力が加わった場合，大腿骨顆上部骨折，顆部骨折が生じ，近位骨片，遠位骨片の圧迫や圧挫により膝窩動脈を損傷することがある．迅速な血管造影検査の後，血管修復，血行再建術が必要である．

　放置例　耐え難い疼痛と，強い腫脹を認め，足背動脈，後脛骨動脈の触知不能，下腿以下の運動不能，感覚障害を認める．阻血が持続されれば，損傷部位以下末梢側は壊死となる．

③ 脱 臼

a. 肩関節脱臼

肩関節前方脱臼では，腋窩動脈損傷を合併する場合がある．多くは脱臼骨頭による圧迫であり，整復操作にて血行改善が得られる．高齢者や反復性肩関節脱臼において，頻回の脱臼による血管壁の脆弱性や周囲軟部組織との癒着により，血管損傷や動脈瘤の形成による血行障害を呈することがある．

放置例 肩関節周囲や腋窩部の増悪する腫脹，疼痛を認める．拍動性腫瘤や血管雑音を聴取する場合もある．さらに仮性動脈瘤による腕神経叢の圧迫や伸長に伴い，腕神経叢麻痺の症状を呈することもある．骨頭の圧迫による腕神経叢麻痺は，多くは良好な経過をたどるが，血腫や動脈瘤による腕神経叢麻痺は，回復が悪いことが多い．

b. 肘関節脱臼

上腕動脈損傷を合併する場合がある．開放性肘関節脱臼骨折に多いが，閉鎖性脱臼での報告もある．受傷時に血流障害がなくても，数時間経過してから症状が出現することもある．また整復中に皮膚の色調不良・皮膚温の低下・脈拍の消失などの虚血症状が出現する場合もある．エンディアン Endean らは肘関節脱臼に伴う血管損傷のリスクファクターとして，開放性脱臼，整復前の橈骨動脈の拍動消失，頭部・胸部・腹部などの全身性外傷の合併をあげており，念頭に置く必要がある．

放置例 整復が遅くなるとフォルクマン拘縮を起こすことがあり注意が必要である．

c. 膝関節脱臼

交通外傷や転落，墜落など高エネルギー外傷として発症しやすい．著しい膝関節の変形，動揺性があり，脱臼整復後に足背動脈の拍動が触知困難で，膝窩部に著明な腫脹があれば，膝窩動脈損傷を疑う．血管造影検査の後損傷がみつかれば，血管修復，血行再建術が必要である．

放置例 耐え難い疼痛と，強い腫脹を認め，足背動脈，後脛骨動脈の触知不能，下腿以下の運動不能，感覚障害を認める．放置されれば壊死を呈する．

4 | 末梢神経損傷を伴う損傷

開放性損傷と閉鎖性損傷がある．開放性損傷の多くは，ガラスや刃物などによる鋭的な切創による損傷で神経断裂が主である．診断は比較的容易であり，神経縫合術が行われる．挫滅創による損傷の場合は，まずは軟部組織の感染予防を第一に考え，二次的に神経修復術を行うことが多い．神経損傷部位の欠損が大きければ神経移植術が行われる．閉鎖性損傷は，圧迫，牽引，虚血，物理化学的組織損傷などが原因となる．骨折，脱臼など外傷性の圧迫や，コンパートメントの内圧上昇による虚血性のフォルクマン Volkmann 拘縮，睡眠時の圧迫や外固定が原因での橈骨神経麻痺，総腓骨神経麻痺などがある．牽引損傷としては，オートバイ事故や分娩が原因での腕神経叢損傷がある．また，採血や注射による機械的損傷，放射線治療後の進行性神経障害を認めることがある．

1 腕神経叢麻痺

交通外傷，特にオートバイ事故が多い．大部分が牽引や圧迫外力による閉鎖性損傷で，神経は伝導性を失ったり，断裂した状態となり，上肢の麻痺を生じる．C5・C6（時にC7）根の損傷を上位型，C8・Th1（時にC7）根の損傷を下位型，C5-Th1 全根の損傷を全型という．損傷が後根神経節の中枢側は節前損傷で，後根神経節の末梢側は節後損傷である．節前損傷のほとんどは引き抜き損傷で，脊髄と末梢神経の間の修復は不可能である．菱形筋・前鋸筋麻痺，チネル Tinel 徴候陰性，ホルネル Horner 徴候を認めれば，節前損傷を考え，脊髄造影検査，MRIなどの画像診断や，筋電図検査が有用である．神経損傷の程度により，引き抜き損傷では肋間神経移行術，叢部損傷では神経移植術，そのほか筋腱移行術や関節固定術が行われる．

放置例 回復可能な場合でも損傷の程度により，回復には数ヵ月の期間がかかる場合があり，その間，放置しておくと関節拘縮，筋萎縮が進行する．また，比較的軽い神経叢損傷の場合でも，スポーツ活動の続行や，衝突動作の繰り返しのために，完全麻痺へと進行する場合がある．

2 骨 折

a. 上腕骨骨幹部骨折（図4・1）

橈骨神経損傷を合併しやすい．この部位では橈骨神経本幹が損傷され，末梢側のすべての支配領域に障害を呈する．手関節の背屈不能，手指MP関節の伸展不能，母指の伸展，外転が不能になり下垂手drop hand（図4・2）を呈する．多くは手の橈背側（第1指間部）にしびれ，感覚障害を

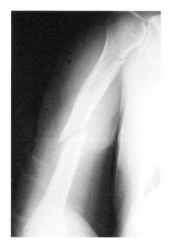

図4・1 上腕骨骨幹部骨折
[朴英：上腕骨骨幹部骨折．整形外科クルズス，中村耕三（監），p.209，南江堂，2003より許諾を得て転載]

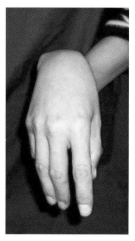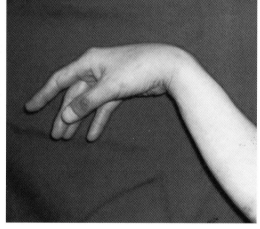

図4・2 下垂手
[（公社）全国柔道整復学校協会（監）：柔道整復学・実技編，改訂第2版，p.19，南江堂，2012より許諾を得て転載]

認める．橈骨神経を展開し損傷状態を確認，圧迫を解除して，神経剝離術を行い，骨折部を整復固定する．開放性骨折などで神経の挫滅や欠損がある場合は，上腕骨を短縮して縫合したり，神経移植が必要な場合もある．

　放置例　受傷時に神経損傷がない場合でも，骨折部の転位の増強により，橈骨神経麻痺を生じる場合がある．神経の絞扼や圧挫が持続すれば，不可逆的な変性となる．

b．上腕骨顆上骨折

　小児で最も頻度の高い骨折で，転落，転倒による伸展型骨折が多い．橈骨神経損傷をはじめ，骨折部の転位により正中神経や尺骨神経の損傷にも注意が必要である．神経断裂や血管損傷が疑われる場合は手術療法が必要である．

　放置例　橈骨神経麻痺をはじめ，正中神経麻痺，尺骨神経麻痺を生じる可能性がある．循環障

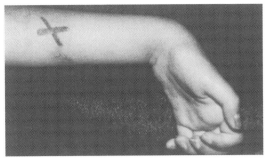
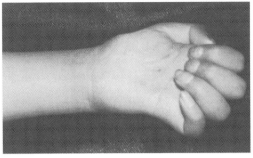

図4・3 フォルクマン拘縮
[松崎交作:上肢の骨折. 骨折治療学, 水野耕作, 糸満盛憲(編), p.352, 南江堂, 2000より許諾を得て転載]

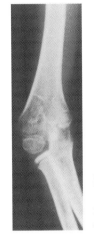

図4・4 内反肘変形
[松崎交作:上肢の骨折. 骨折治療学, 水野耕作, 糸満盛憲(編), p.358, 南江堂, 2000より許諾を得て転載]

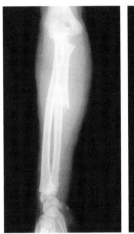
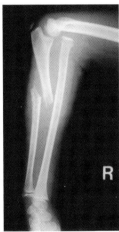

図4・5 モンテジア脱臼骨折
[(公社)全国柔道整復学校協会(監):柔道整復学・理論編, 改訂第6版, p.296, 南江堂, 2018より許諾を得て転載]

害が進行すると,血行不全のため前腕屈筋群が壊死に陥り,フォルクマン拘縮(**図4・3**)を呈する.完成したフォルクマン拘縮は治療が困難であり,重大な機能障害を残す.また,回旋転位の残存によって,内反肘変形(**図4・4**)が生じる.

c. モンテジア Monteggia 脱臼骨折(図4・5)

後骨間神経損傷を合併する場合がある.橈骨神経深枝の障害で,手関節の背屈は可能であるが,手指MP関節の伸展,母指伸展,外転は不能で,下垂指(**図4・6**)を呈する.多くは尺骨骨折を整復することにより橈骨頭は整復され圧迫は解除されることが多い.整復不能例では,介在物の確認や輪状靱帯形成術を施行する.

放置例 後骨間神経麻痺は回復不能となりうる.また,陳旧性の橈骨頭脱臼となり尺骨矯正骨切り術が必要となる(**図4・7**).

d. 橈骨遠位端骨折

橈骨遠位端骨折では,手根管部で正中神経損傷を合併することがある.母指から環指橈側のし

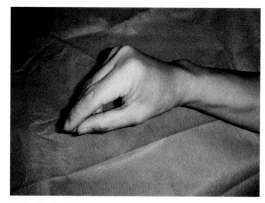

図4・6 下垂指
[西浦康正，落合直之：神経麻痺と絞扼性神経障害．整形外科学，改訂第4版，松下隆，福林徹，田渕健一（編），p.137，南江堂，2017より許諾を得て転載]

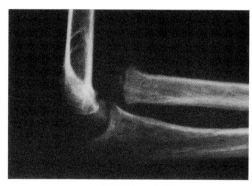
a．矯正骨切り術前

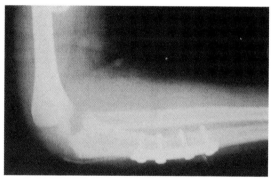
b．矯正骨切り術後

図4・7 尺骨矯正骨切り術
[薄井正道：前腕骨折．骨折治療学，水野耕作，糸満盛憲（編），p.194，南江堂，2000より許諾を得て転載]

びれ，感覚障害を認め，母指球筋萎縮による母指対立障害，ピンチ力の低下を生じ，猿手ape handを呈する（**図4・8**）．

また前腕骨骨折では，近位での正中神経損傷や前骨間神経損傷を合併することがあり，母指，示指の屈曲障害を呈することがある．屈筋損傷との鑑別を必要とする．

放置例 不可逆的な正中神経麻痺を生じる可能性がある．また，変形癒合（**図4・9**）により，変形性手関節症，手関節尺側障害により，疼痛，可動域制限，握力低下，腱断裂を生じる可能性がある．

e．脛骨，腓骨近位端骨折（図4・10）

脛骨外顆骨折や腓骨頭骨折では，総腓骨神経損傷が合併することがある．この部位での損傷は浅腓骨神経と深腓骨神経とが分岐する前で，末梢側すべての腓骨神経支配領域に障害が生じる．足背にしびれ，感覚障害を認め，足関節の背屈は不能，足趾の伸展は不能であり，下垂足drop footを呈する．

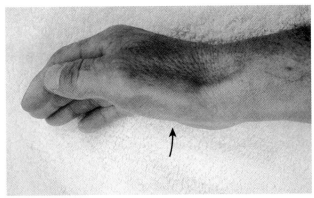

図4・8 猿手
[西浦康正，落合直之：神経麻痺と絞扼性神経障害．整形外科学，改訂第4版，松下隆，福林徹，田渕健一（編），p.137，南江堂，2017より許諾を得て転載]

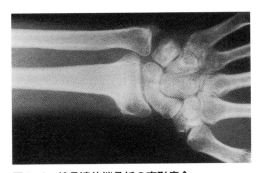 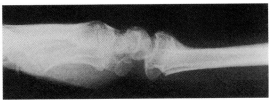

図4・9 橈骨遠位端骨折の変形癒合
[薄井正道：前腕骨折．骨折治療学，水野耕作，糸満盛憲（編），p.199，南江堂，2000より許諾を得て転載]

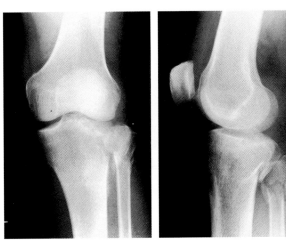

図4・10 腓骨近位端骨折
[（公社）全国柔道整復学校協会（監）：柔道整復学・理論編，改訂第6版，p.393，南江堂，2018より許諾を得て転載]

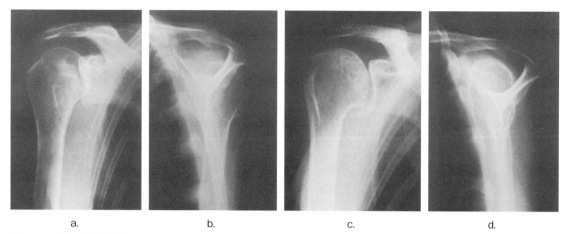

図4・11　陳旧性後方脱臼
a, b. 術前X線像．正面像で骨頭と関節窩陰影の重複がみられる．Y像で骨頭が後方にある．
c, d. Neer変法と関節窩形成術後のX線像．Y像で骨頭は正常位に復した．
[小川清久：肩関節脱臼．ゴールドスタンダード整形外科外傷・救急，中村利孝，吉川秀樹（編），p.187, 南江堂, 2003より許諾を得て転載]

放置例　回復不能な腓骨神経麻痺を生じる可能性がある．変形癒合による変形性膝関節症や外反変形を生じ，疼痛，可動域制限の原因となる．

③ 脱　臼

a. 肩関節脱臼

　肩関節脱臼に伴う神経損傷は，前方脱臼における腋窩神経損傷が多い．肩関節外転運動障害と肩関節外側の腋窩神経固有領域における感覚障害を認めるが，脱臼肢位での肩関節運動は制限があるため，神経損傷の検索は感覚障害の有無が重要となる．整復操作での神経損傷の場合もありうるため，整復前の確認が重要である．また関節唇損傷，腱板断裂，大小結節骨折，上腕骨近位端骨折，上腕二頭筋長頭腱断裂の合併損傷の場合がある．

放置例　陳旧性脱臼は徒手整復が困難となり，腋窩神経麻痺を合併した場合は肩関節外転不能となり，回復は難しい．緊急の観血的整復が必要で，また骨移植や筋腱移植術，場合により人工関節置換術や関節固定術の対象となる（**図4・11**）．

b. 肘関節脱臼

　肘関節脱臼の多くは後方脱臼（**図4・12**）で，橈骨神経，正中神経，尺骨神経損傷を合併する場合がある．尺骨神経損傷の合併は上腕骨内側上顆骨折を呈した場合が多いが，この部位での尺骨神経損傷は本幹の損傷であり，末梢側すべての支配領域に障害を認める．環指，小指のDIP関節は屈曲不能，手指の内転，外転障害，巧緻性の障害を認め，環指，小指は鷲手claw hand変形を呈する（**図4・13**）．手掌・手背尺側，環指の尺側，小指の感覚障害を有する．

放置例　肘関節前方で動脈が損傷されるとコンパートメント症候群を引き起こす可能性がある．

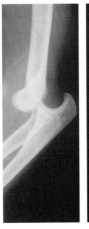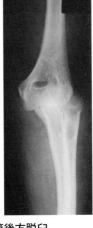

図4・12　肘関節後方脱臼
[(公社)全国柔道整復学校協会(監)：柔道整復学・理論編，改訂第6版，p.280，南江堂，2018より許諾を得て転載]

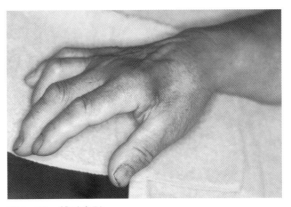

図4・13　鷲手変形
[西浦康正，落合直之：神経麻痺と絞扼性神経障害．整形外科学，改訂第4版(松下隆，福林徹，田渕健一編)，p.138，南江堂，2017より許諾を得て転載]

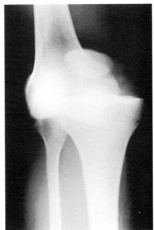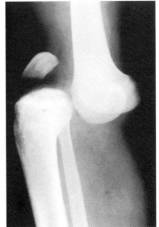

図4・14　膝関節前方脱臼
[佐々木俊二：外傷性膝関節脱臼．別冊 整形外科 23：152，1993より許諾を得て転載]

また，尺骨神経障害が持続すると機能回復が困難となる場合がある．

c．膝関節脱臼（図4・14）

　膝関節脱臼は膝窩動脈損傷とともに脛骨神経，総腓骨神経損傷を合併する場合がある．この部位では，坐骨神経は脛骨神経と総腓骨神経に分岐するが，双方の障害では，足関節以下の運動障害，下腿外側，足部の感覚障害を認める．

　放置例　膝窩動脈損傷が持続すると損傷部位より遠位側は血行不全となり壊死する．神経麻痺の持続は機能障害が残存する可能性がある．

5 脱臼骨折

脱臼に骨端部の骨折を合併するものを脱臼骨折という．単独脱臼が発生するよりも大きな外力が働くことにより骨頭，関節窩，または関節近傍に骨折を伴う．交通外傷や転落事故，労災事故などの高エネルギー外傷や，コンタクトスポーツ外傷，スキーやスノーボードでの落下事故などで受傷しやすい．骨頭骨折や関節窩骨折では，脱臼整復後の安定性に問題が生じたり，また脱臼整復において整復障害因子となることもある．関節面の解剖学的整復が得られないと変形性関節症を発症し，疼痛や関節可動域制限の原因となる．脱臼整復が困難な例，関節面の不整が残存する例では，観血的に整復，固定が必要な場合が多い．

① 肩関節脱臼骨折

肩関節脱臼骨折では，大結節骨折，関節窩骨折，上腕骨近位部骨折を伴うものがある．大結節骨折は高齢者の脱臼に合併することが多い．脱臼整復により骨折部も整復される例が多いが，転位のあるものは肩関節の可動域制限の原因となるため観血的に内固定する．関節窩骨折は脱臼整復の障害となることは少ないが，比較的大きな骨片や転位のあるものは疼痛，可動域制限を呈し，特に反復性肩関節脱臼の原因となるため，観血的に内固定を行う．上腕骨近位部骨折の合併例では，一般に徒手整復は不可能で，観血的に整復と内固定を行う．

放置例 徒手整復が困難となる．すべての骨折の合併症として遷延癒合や偽関節となる場合がある．重大な機能障害を残す変形癒合や肩関節可動域制限を呈する場合がある．特殊な骨折型や脱臼骨折の場合は血行障害により上腕骨頭の壊死が起こるものや，腋窩神経損傷や血管損傷合併例では，上肢の重大な機能障害が残存する．

② 肘関節脱臼骨折

外傷性の肘関節脱臼は，肩関節に次いで頻度が高い．軟部組織の支持性が弱く，小児では骨性支持の脆弱性も関与している．約90％以上が後方脱臼で，肘の過伸展が強制され，肘頭が支点となり，後方へ脱臼する．尺骨鉤状突起骨折や橈骨頭骨折，上腕骨内側上顆骨折，上腕骨外顆骨折を合併することがある．整復前にX線検査で骨折の有無を確認する必要がある．尺骨神経損傷を合併することもある．前方脱臼では，肘頭骨折を合併することが多い．側方脱臼，分散脱臼を呈することもあるが，まれである．外側脱臼では，特に骨端線閉鎖以前の若年者に上腕骨内側上顆骨折を合併する場合がある（**図5・1**）．骨片が関節内に陥入すると，整復困難となり，観血的

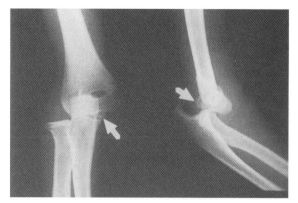

図5・1 肘関節脱臼骨折
[水関隆也, 梶谷典正：肘関節脱臼. ゴールドスタンダード整形外科外傷・救急, 中村利孝, 吉川秀樹（編）, p.230, 南江堂, 2003より許諾を得て転載]

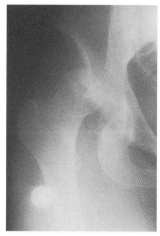

図5・2 股関節後方脱臼骨折
[澤口毅：股関節脱臼骨折. 骨折治療学, 水野耕作, 糸満盛憲（編）, p.227, 南江堂, 2000より許諾を得て転載]

な整復操作が必要となる．分散脱臼では，輪状靱帯と前腕骨間膜が断裂し，高率に骨折が合併し，骨折に対する内固定が必要である．

放置例 徒手整復困難となる場合がある．遷延癒合，偽関節や変形癒合を呈する．脱臼骨折は，特に動揺関節や可動域制限などの後遺症を残すことになる．正中神経，橈骨神経，尺骨神経麻痺合併例では，大きな機能障害が残存する．

3 股関節脱臼骨折（図5・2）

転落や交通事故など高エネルギー外傷によって起こることが多い．股関節が屈曲位にある時に前方から強い外力が加わり，後方脱臼を呈することが多い．車の正面衝突などでみられるダッシュボード損傷dashboard injuryでは，臼蓋後縁の骨折や骨頭骨折を合併しやすくX線検査とともにCT検査が有用である．臼蓋後縁の骨片は整復障害にならないことが多いが，骨片が関節内に陥入した場合や，骨頭骨折の合併例では，整復が困難な場合があり，観血的治療が必要となる．臼蓋後縁の骨折があり，整復位の保持が困難なものや，骨頭骨折があるものは内固定が必要である．坐骨神経損傷を認めるものがあるので注意が必要である．

高所からの転落など強い外転強制を受けると前方脱臼を生じやすい．脱臼骨頭の位置により，恥骨上脱臼や恥骨下脱臼を生じる．恥骨下脱臼では股関節外転・外旋位の程度が強い．大腿神経損傷を合併する場合がある．恥骨骨折を合併している例では，徒手整復が非常に困難な例がある．股関節外転位で大腿骨軸方向に強い外力が働くと，骨頭は寛骨臼底の骨折を生じ，骨盤内に突出し，中心性脱臼骨折を生じる（**図5・3**）．両斜位のX線検査とともにCT検査が必須である．大腿骨顆上部からの鋼線牽引と大転子からのスクリュー刺入による二方向牽引が必要である．神

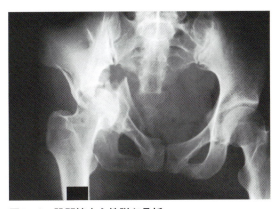

図5・3 股関節中心性脱臼骨折
[(公社)全国柔道整復学校協会(監):柔道整復学・理論編,改訂第6版, p.369, 南江堂, 2018より許諾を得て転載]

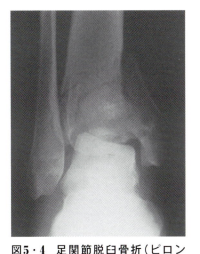

図5・4 足関節脱臼骨折(ピロンPilon骨折)
[井口傑:足関節骨折.骨折治療学,水野耕作,糸満盛憲(編), p.314, 南江堂, 2000より許諾を得て転載]

経損傷,血管損傷とともに,骨盤内臓器損傷の合併を危惧することが重要である.関節面の整復が十分でない場合は,骨盤内壁からの内固定ilioinguinal approachを行う.

放置例 徒手整復が困難となる.早期の脱臼整復がない場合は,大腿骨頭壊死や外傷性変形性関節症が高率に発生する.

> **MEMO 変形癒合の治療**
> 変形癒合による下肢長差や可動域制限の場合は,脚長補正や関節形成の手術が必要となる.骨頭壊死や変形性関節症の場合は,人工骨頭置換術,人工股関節置換術が必要である.大腿神経損傷や,坐骨神経損傷合併例では,不可逆的変性となり,下肢機能に重大な機能障害を呈する.

4 足関節脱臼骨折

足関節の強い屈曲,捻転により生理的な可動範囲を超えた場合に足関節脱臼を生じ,内果,外果または天蓋部に骨折を合併することがある(**図5・4**).過度の外反と外旋強制により外側脱臼を生じる.多くは三角靱帯,脛腓靱帯の断裂を伴い,ときには開放性脱臼骨折に至ることもある.強い内反強制により,内側脱臼を生じる.距骨は内果の前下方へ位置し,内果骨折を伴うことが多く,外側側副靱帯の断裂を認める.X線像とともに,CT像にて損傷形態の適切な把握と観血治療を含め,解剖学的整復と固定が必要な場合が多い.

放置例 遷延癒合,偽関節を生じる場合がある.脱臼放置例では,距骨の壊死を生じたり,外傷性変形性関節症を呈する場合が多い.疼痛性障害や可動域制限が強い場合は,人工関節置換術や関節固定術が必要となる.靱帯など軟部組織損傷により,関節の動揺性が残存する場合がある.

6 外出血を伴う損傷

1 開放性骨折

　骨折部を覆う皮膚が損傷され骨折部と外界が交通したものが開放性骨折である（**図6・1**, **6・2**）.
　開放性骨折の特徴として，①多発外傷が多い，②感染の危険性が高い，③骨癒合が得られにくい，④骨接合法の選択が重要，⑤軟部組織の修復を要する，という点があげられる．
　開放性骨折は，初期治療が非常に重要である．特に感染を予防し，骨髄炎，関節炎を続発させないという点が最大の治療目標となる．開放創や軟部組織損傷の程度から開放性骨折は5つのタイプに分類される（Gustilo分類，**表6・1**）．
　初期治療では，まず開放創の洗浄と徹底したデブリドマンが重要である．四肢長管骨の開放性骨折では，約15〜20 Lの生理食塩水で洗浄を行う．挫滅した組織や壊死に陥りそうな組織は徹底的に切除する．骨折の処置として，Gustilo type I〜IIIAまでの開放性骨折で，受傷後6〜8時間以内のgolden periodに徹底したデブリドマンができた場合は，皮下骨折と同様に内固定をしても感染は起こりにくい（**図6・2**）．汚染された骨片はすべて切除する．Gustilo type IIIB，IIICの開放性骨折は，原則的に内固定は避け，創外固定を行う（**図6・3**, **6・4**）．さらに十分量の広範囲スペクトルの抗菌薬を早期から静脈内投与する．創部の汚染の程度により，破傷風の予防やガス壊疽の予防が重要となる場合がある．また皮膚の緊張が強い場合や，感染の危険が高い場合は一次的に閉鎖せず，開放したままで再びデブリドマンを考慮する．
　早期の治療が困難な場合であっても，初期治療においての，開放創の洗浄と徹底したデブリドマン，全身状態の管理が重要である．

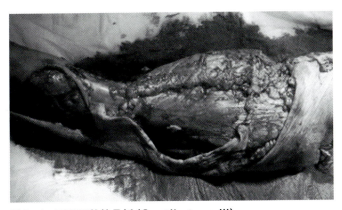

図6・1　下腿開放性骨折（Gustilo type III）

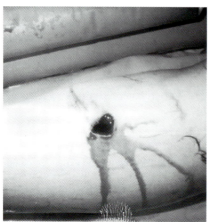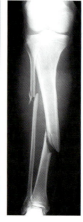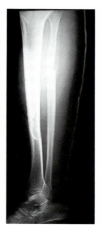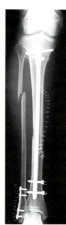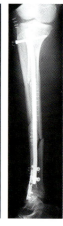

図6・2 下腿開放性骨折（Gustilo type II）

表6・1 開放性骨折のGustilo分類

I型	1cm以下のきれいな創．
II型	1cm以上の創があるが，広範な軟部組織損傷・剝離・挫滅はみられない．
IIIA型	広範な軟部組織損傷・剝離・挫滅を有するが，骨折を被覆する軟部組織が残存する．
IIIB型	骨膜が欠損し，骨が露出するほどの広範な軟部組織損傷を伴う．高度の汚染を伴う．
IIIC型	修復を要する動脈損傷を伴う．

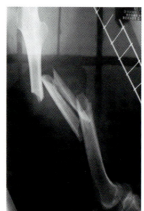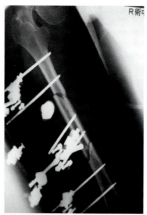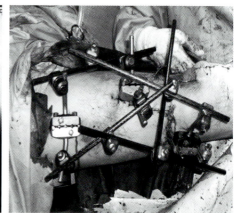

図6・3 ホフマンHoffman創外固定

放置例 多発外傷の場合は，骨折部や開放創からの出血により，出血性ショックを呈し生命の危険が生じる．また開放創の初期治療の遅れから骨髄炎，関節炎などの感染症を併発し，敗血症に至る場合もある．全身状態の改善後も骨折部は感染性偽関節となり，難治性骨折としての治療を余儀なくされる．

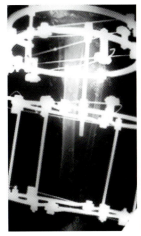
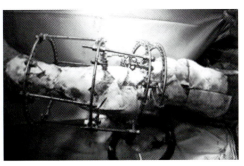

図6・4　イリザロフIlizarov創外固定

> **MEMO　開放性骨折における合併症**
>
> ●変形癒合，遷延癒合，偽関節
> 　解剖学的な形態と異なった状態で癒合が完成した状態を変形癒合（図6・5），骨折治癒に必要とされる期間を過ぎても骨癒合がみられない状態を遷延癒合，骨折部の癒合過程が止まって異常可動性を示す場合を偽関節（図6・6）という．
>
> ●阻血性骨壊死
> 　骨傷によって栄養動脈が損傷されて血行が遮断されると，骨折片は壊死に陥る．股関節脱臼，大腿骨近位部骨折（図6・7），距骨骨折，手舟状骨骨折，上腕骨近位部骨折などで起こりやすい．
>
> ●関節拘縮
> 　関節周囲の骨折や関節内骨折に生じやすい．特に開放性骨折では，軟部組織の挫滅により高度な瘢痕を形成し，拘縮は著しくなる（図6・8）．
>
> ●阻血性拘縮，フォルクマンVolkmann拘縮
> 　コンパートメントの内圧上昇により，阻血による筋，神経の変性，壊死が生じ，最終的に筋肉が瘢痕化する病態である．前腕屈筋群に生じた阻血性拘縮をフォルクマン拘縮という（図4・3参照）．フォルクマン拘縮は非常に難治性で不可逆の拘縮・変形を生じるため，初期に筋膜切開の緊急手術が必要である．
>
> ●外傷性骨化性筋炎（図6・9）
> 　損傷部あるいは関節周囲の筋肉内に骨化が生じるもので，挫滅された筋肉内の血腫の異所性骨化である．股関節や小児の肘関節周辺の脱臼，骨折に好発する．
>
> ●慢性骨髄炎
> 　開放性骨折に合併した感染が慢性化した状態（図6・10，6・11，6・12）．軟部組織の修復，骨欠損部の修復は非常に難治性で，感染性偽関節となることが多い．
>
> ●ズデックSudeck骨萎縮（図6・13）
> 　外傷により著しい腫脹と循環障害をきたした場合に，四肢末梢に続発しやすい．反射性の血管運動神経障害によると考えられている．
>
> ●外傷後関節症
> 　関節内骨折で骨軟骨片が欠損したり，整復が不十分で関節面の段差が残存した場合には，軟骨の変性をきたし変形性関節症に進展する．
>
> ●骨の発達障害（小児）（図6・14）
> 　成長軟骨板の損傷により，著しい成長障害や進行性の変形を起こす．

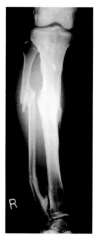
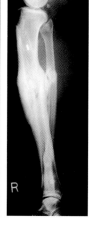

図6・5　変形癒合
[渡部欣忍, 松下隆：骨・関節損傷総論. 整形外科学, 改訂第4版, 松下隆, 福林徹, 田渕健一（編）, p.69, 南江堂, 2017より許諾を得て転載]

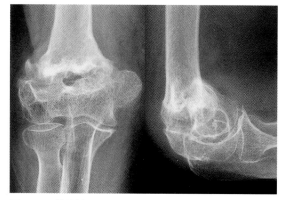

図6・6　偽関節
[田嶋光：上腕骨顆上骨折. 整形外科専門医テキスト, 長野昭ほか（編）, p.91, 南江堂, 2010より許諾を得て転載]

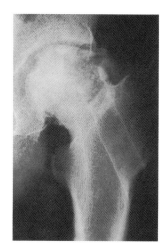

図6・7　大腿骨骨頭骨折後の骨頭壊死
[真角昭吾, 立石昭夫, 林浩一郎：整形外科X線診断アトラス, p.481, 南江堂, 1997より許諾を得て転載]

1　開放性骨折　39

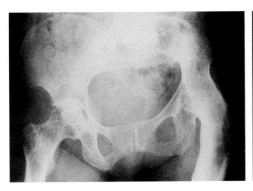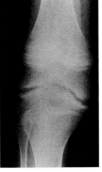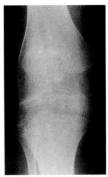

　　　　　　　　　　　　　　　　　　　　　　　初診時（11歳）　　5年後（16歳）
　　a．化膿性関節炎による左股関節不良肢位強直　　　b．血友病による膝関節強直
図6・8　関節強直
［真角昭吾，立石昭夫，林浩一郎：整形外科X線診断アトラス，p.43，南江堂，1997より許諾を得て転載］

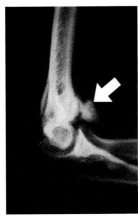

図6・9　骨化性筋炎
［(公社)全国柔道整復学校協会(監)：柔道整復学・理論編，改訂第6版，p.271，南江堂，2018より許諾を得て転載］

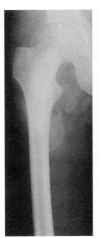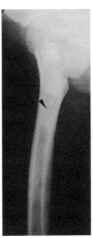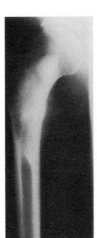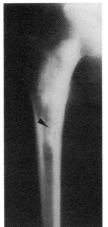

　　前後像　　側面像　　　　前後像　　側面像
　　　a．X線像　　　　　　　b．断層像
図6・10　慢性骨髄炎
［真角昭吾，立石昭夫，林浩一郎：整形外科X線診断アトラス，pp.351-352，南江堂，1997より許諾を得て転載］

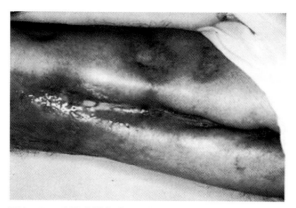

図6・11 瘻孔を伴う大腿骨慢性骨髄炎

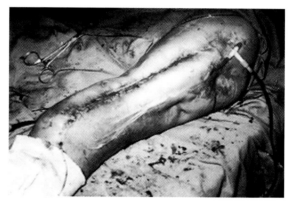

図6・12 慢性骨髄炎の持続洗浄療法

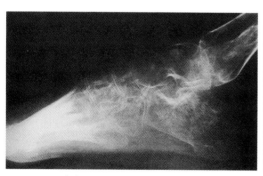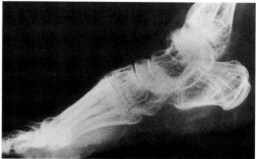

図6・13 ズデック骨萎縮
［真角昭吾，立石昭夫，林浩一郎：整形外科X線診断アトラス，p.13，南江堂，1997より許諾を得て転載］

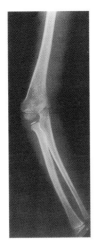 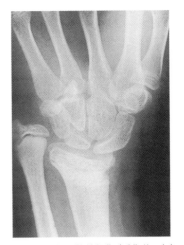

a. 上腕骨顆上骨折後の内反肘　　b. 橈骨遠位骨端線損傷（受傷後2年）
図6・14　骨の発達障害（小児）
［真角昭吾，立石昭夫，林浩一郎：整形外科X線診断アトラス，p.26，南江堂，1997より許諾を得て転載］

2　開放性脱臼

　介達外力による場合は開放性脱臼は少ないが，強大な直達外力による脱臼や軟部組織の薄い部位では，同時に軟部組織の裂離損傷が生じて開放性脱臼や開放性脱臼骨折になる場合がある．開放創に対する初期治療が重要であり，ポイントは大量出血の防止と感染予防である．感染予防の処置の後，脱臼に対する治療が行われる．同時に神経損傷や，血管損傷の把握が必要である．

　放置例　脱臼部位によっては，外出血，内出血により，出血性ショックとなり，生命の危険性がある．血管損傷により，出血部位以下が阻血となり壊死をきたす．神経損傷により，回復不可能な神経麻痺が残存する．

7 病的骨折および脱臼

　骨の局所的な強度低下により，通常では骨折を起こすとは考えられないような軽微な外力で生じる骨折を病的骨折という．転移性腫瘍，原発性腫瘍，化膿性骨髄炎，多発性骨髄腫，単発性骨髄腫，白血病などにみられる．また，通常の関節では脱臼しない程度の軽微な外力や外力なしに脱臼が発生するものを病的脱臼という．関節包の損傷はないが，関節自体や靱帯，筋などに問題がある場合に多い．麻痺性脱臼，拡張性脱臼，破壊性脱臼などがある．急性化膿性股関節炎や股関節結核などにみられる．既往歴や受傷原因の検索が重要である．

1 病的骨折

　病的骨折の治療が難治性である理由は，その原疾患によって骨の脆弱性に違いがあり，その補強方法が根本的に違う点にある．それぞれの診断を確定し，再骨折を起こさないように治療しなければならない．

a．内軟骨腫，骨嚢腫による骨折

　内軟骨腫は骨軟骨腫に次いで多い良性骨腫瘍で，40％以上は手の指骨と中手骨（**図7・1**），足趾骨に発生する．約半数は10歳代，20歳代である．X線所見は，骨幹端部から骨幹部に骨皮質

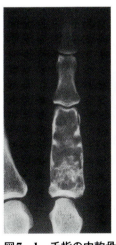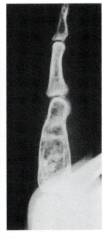

図7・1　手指の内軟骨腫
［真角昭吾，立石昭夫，林浩一郎：整形外科X線診断アトラス，p.93，南江堂，1997より許諾を得て転載］

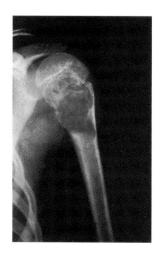

図7・2　上腕骨近位部の骨軟骨腫
[阿部哲士，松下隆：骨および軟骨腫瘍．整形外科学，改訂第4版，松下隆，福林徹，田渕健一（編），p.96，南江堂，2017より許諾を得て転載]

の菲薄化と膨隆を伴った骨透亮像を呈する．病的骨折を起こして，はじめて発見される場合も多い．掻爬と骨移植が行われるが，最近は人工骨を用いて補填することが主体である．病的骨折合併例では，骨折の治癒後に腫瘍に対する治療を行うことにより，内固定が不要となる．

骨囊腫は腫瘍類似疾患と考えられている．10歳未満と，10歳代，20歳代で80％を占める．上腕骨近位部（図7・2），大腿骨近位部が多い．病的骨折で発見される場合が多い．X線所見は，長管骨の骨幹部から骨幹端に骨皮質の菲薄化と多房性の骨透亮像を呈する．掻爬と骨移植を行うが，若年者では再発の可能性がある．近年，ピンニングや囊腫内吸引，ステロイド注入により良好な成績が得られている．

放置例　遷延癒合，偽関節，変形癒合となる場合が多い．関節可動域制限の残存や変形性関節症を生じる場合がある．腫瘍性病変の再発，拡大が危惧される．

b．がんの骨転移による骨折

わが国の骨腫瘍中，最も多いのが，がんの骨転移である．高齢者に多く，持続する疼痛，運動時痛を認める．脊椎，骨盤，肋骨，肩甲骨にみられ，X線所見では，多くは溶骨性変化を呈するが，前立腺がんや乳がんでは，骨硬化性変化を認めることが多い．がんの骨転移による病的骨折を認める時に治療方針において重要なのは，余命がどのくらいであるのかということである．余命が3ヵ月以内の場合，大きな手術侵襲を加えることはかえって死期を早めてしまう．これらの場合は，除痛処置と原疾患の治療が優先される．余命が3ヵ月以上あり，転移性骨病変が脊椎や長管骨に孤立性で，全身状態が手術に耐えうる時は局所的な根治的治療の適応がある．

病的骨折の程度，範囲の適切な把握と生命予後の判断が重要である．乳がんや前立腺がんなどの比較的生命予後のよい場合は，ADL維持のため，手術的加療が必要である．また根治的治療の適応がない場合でも，疼痛対策や体動時痛軽減目的に，創外固定，放射線療法などを考慮する．

放置例　がんの骨転移による病的骨折例では，病変の進行とともに疼痛性障害は増強し，体動はさらに困難となる．また当初は神経脱落症状を認めない症例でも，骨折部の変形や浸潤により神経麻痺や，脊髄症状，馬尾症状を呈するものもある．褥瘡の出現，呼吸器系や尿路系の感染症

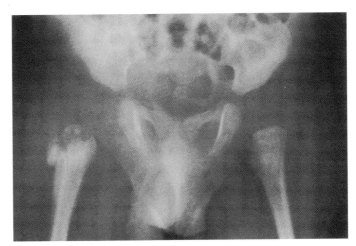

図7・3 乳児化膿性股関節炎（発症時）
[真角昭吾，立石昭夫，林浩一郎：整形外科X線診断アトラス，p.469，南江堂，1997より許諾を得て転載]

の併発を含め，全身状態は急速に悪化する．

2 病的脱臼

a. 麻痺性脱臼

　脳卒中を原因とする肩関節脱臼，亜脱臼が多い．腱板を構成する筋の筋力低下と萎縮，関節包や靱帯の弛緩，萎縮が原因となる．脱臼，亜脱臼位での過度な関節可動域訓練は，運動時痛とともに安静時痛の原因となることもある．三角巾を使用し，低負荷での対処が求められる．

　放置例 麻痺性脱臼では，疼痛性障害は増強する．関節可動域は制限され，関節周囲筋の筋萎縮は進行し，関節機能障害が悪化する．

b. 拡張性脱臼

　細菌感染による関節の炎症が原因となる．関節包の拡張により，関節包や靱帯の弛緩で脱臼，亜脱臼を起こす．幼少児の化膿性関節炎は，局所の炎症所見の把握が難しい場合があり，早期発見が遅れやすいので注意が必要である．

　放置例 拡張性脱臼では，原因となっている炎症性疾患が進行する．特に化膿性股関節炎（図7・3）の場合は，骨髄炎の進行もあり，大きな機能障害を残す．

c. 破壊性脱臼

　関節の破壊性変化が原因で，脱臼を生じる．関節リウマチに伴う手指関節脱臼が代表的である．進行例では骨の変形性変化と破壊性変化が進み，関節の脱臼や変形を呈する．

　放置例 破壊性脱臼では，変形性変化，破壊性変化が進行し，特に手指を含めた上肢機能は強く障害されADLは著明に制限される．

8 意識障害を伴う損傷

1 頭蓋骨骨折

　頭蓋骨骨折は，頭蓋冠骨折と頭蓋底骨折の2つに分けられ，頭蓋冠骨折はさらに亀裂骨折（線状骨折），陥没骨折，粉砕骨折の3つに分けられる．頭蓋底骨折は側頭骨，篩骨篩板，蝶形骨に好発する．

a. 頭蓋冠骨折

1）亀裂骨折（線状骨折）

　亀裂骨折そのものが手術の対象になることはないが，乳幼児では進行性頭蓋骨折（発育性頭蓋骨折）となることがあるため注意を要する．また，いずれの場合も頭蓋内血腫の発生に注意する必要があり，特に中硬膜動脈や静脈洞を横断する骨折がある場合には硬膜外血腫が発生することがある（**図8・1**）．

2）陥没骨折

　陥没骨折は頭蓋内腔に向けて陥没した骨折である．陥没骨折が開放性の場合，また脳に対する圧迫が明らかな場合には手術適応となる（**図8・2**）．

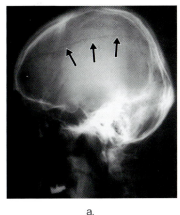 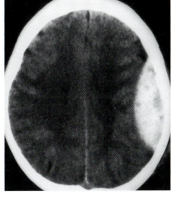 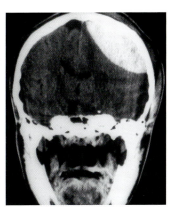

　　　　　　a.　　　　　　　　　　　　　　　b.　　　　　　　　　　　　　　　c.

図8・1　急性硬膜外血腫
a. 頭蓋単純X線撮影側面像．前頭骨から頭頂骨に線状骨折が認められる（矢印）．
b. CT像．左頭頂部に凸レンズ型の高吸収域を認め，硬膜外血腫に一致する所見である．
c. 冠状断CT像．左頭頂部に凸レンズ型の血腫がみられる．
［石井清：外傷．研修医必携救急で役立つ頭部CT・MRI，細谷貴亮，佐々木真理（編），p.121，南江堂，2006より許諾を得て転載］

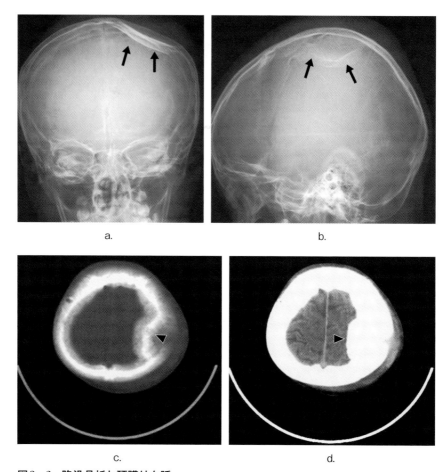

図8・2　陥没骨折と硬膜外血腫
a, b. 頭蓋単純X線撮影正面像と同側面像．左頭頂骨に陥没骨折が認められる（矢印）．
c. 同条件のCT像．頭頂骨の陥没骨折が横断像で明瞭である（矢頭）．
d. 陥没骨折直下に硬膜外血腫が認められる（矢印）．
［石井清：外傷．研修医必携救急で役立つ頭部CT・MRI，細谷貴亮，佐々木真理（編），p.122，南江堂，2006より許諾を得て転載］

3）粉砕骨折

粉砕骨折とは骨折片がいくつにも分かれたものをいうが，粉砕骨折が開放性であれば複雑骨折に属し，陥没していれば陥没骨折に属し，非開放性で陥没もない場合には亀裂骨折の一種である．

放置例　乳幼児の進行性頭蓋骨折では，皮下に髄液が貯留し，偽性髄膜瘤やクモ膜嚢胞が形成されることがある．外傷性てんかんを生じやすい．硬膜外血腫（**図8・2**）の増大によって徐々にあるいは急速に脳圧が亢進し，再び意識障害を呈する．同時に，瞳孔不同，片麻痺，除皮質あるいは除脳硬直などの脳嵌頓徴候を生じる．

b. 頭蓋底骨折

頭蓋底骨折は一般に重症の頭部外傷に伴うことが多いが，比較的軽度の外力によって生じることもある．

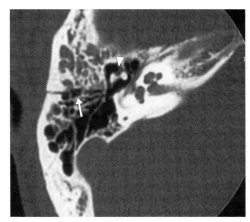 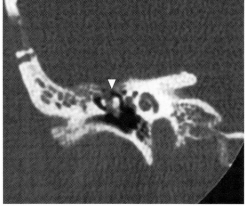

　　　　a. 高分解能CT横断像　　　　　　　　　　b. 高分解能CT冠状断像

図8・3　側頭骨骨折
右側頭骨の乳突部から上鼓室に骨折線が認められる（矢印）．ツチ骨とキヌタ骨の脱臼による偏位がみられる（矢頭）．
［石井清：外傷．研修医必携救急で役立つ頭部CT・MRI，細谷貴亮，佐々木真理（編），p.123，南江堂，2006より許諾を得て転載］

　前頭蓋底骨折を示唆する局所所見としては，出血が皮下組織の比較的粗い眼瞼周辺に集まり，眼瞼が腫脹，変色するブラックアイblack eyeがある．また，中頭蓋底の錐体骨骨折の徴候としては，乳様突起耳介後部の皮下腫脹変色（バトル徴候Battle's sign）がみられることがある．治療の際は開放性頭部外傷の扱いとして強力に抗菌薬の投与を行い，続発する合併症に対してはそれぞれの病態に応じて対処する．

　放置例　骨折の部位に応じて鼻出血，耳出血，髄液鼻漏，髄液耳漏，脳神経麻痺，頭蓋内気腫などの病態を生じることがあり，頭蓋内気腫は多くの場合，髄液漏に伴って起こる．

c. 迷路骨折

　側頭骨骨折のうち，骨折線が骨迷路（迷路骨包）を横切るものを迷路骨折という．側頭骨骨折は縦骨折と横骨折とに分けられるが，横骨折は迷路に損傷を与える．骨折線は内耳道から前庭や蝸牛を横断することが多い（**図8・3**）．

　放置例　横骨折の場合は，内耳神経だけでなく膜迷路をも断裂して高度の難聴やめまいを引き起こす．気脳症や髄液漏を生じ，炎症により髄膜炎を招く可能性があり，生命の危険性がある．

②　脳挫傷

　脳挫傷とは，頭部を強打するなどの要因によって外傷を受けた際に，頭蓋骨内部で脳が衝撃を受けて脳本体に損傷を生じる病態である．

　損傷範囲が広いことが多いうえに，原則的に手術などは適さず，保存的治療が試みられる．しかし出血が多い場合などは手術を要することもある．

　治癒した後，運動機能障害，失語・視力障害，精神的症状などの後遺症が残ることも多い．

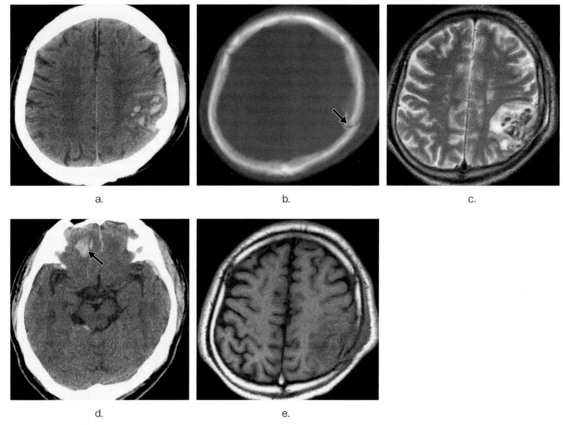

図8・4 脳挫傷
a. 頭頂部のCT像．左頭頂葉に小斑状の高吸収域と低吸収域が混在して脳挫傷の所見である．
b. aと同断面の骨条件CT像．頭頂骨に亀裂骨折が認められる（矢印）．
c. MRIのT2強調画像．左頭頂葉の皮質〜皮質下白質に小斑状の低信号域と高信号域が混在している．脳挫傷に一致する所見である．
d. 頭蓋底部のCT像．右前頭葉の底部にも高吸収域がみられ，対側損傷contrecoupinjuryによる脳挫傷と考えられる（矢印）．
e. MRIのT1強調画像．左頭頂葉に不均一な低信号域がみられる．
［石井清：外傷．研修医必携救急で役立つ頭部CT・MRI，細谷貴亮，佐々木真理（編），p.134，南江堂，2006より許諾を得て転載］

小範囲，限局性の脳挫傷の予後は良好だが，挫傷が広範囲だったり，挫傷脳中に巨大な脳内血腫を形成した場合は予後不良である（**図8・4**）．

放置例 頭蓋骨骨折を伴っていることがあり，脳内出血などを併発する場合がある．受傷後早期のCT検査では病巣が不明瞭なことがあり，その後血腫が増大することもある．

③ 外傷性クモ膜下出血

脳は脊髄液のなかに浮いた状態で存在しており，脳全体の比重は脳脊髄液よりわずかに重い．このため，頭部に衝撃を受けると脳は頭蓋内で力の作用点に対して寄る形で移動する．この時，作用点の反対側では脳と硬膜を結ぶ静脈が切れて出血する．

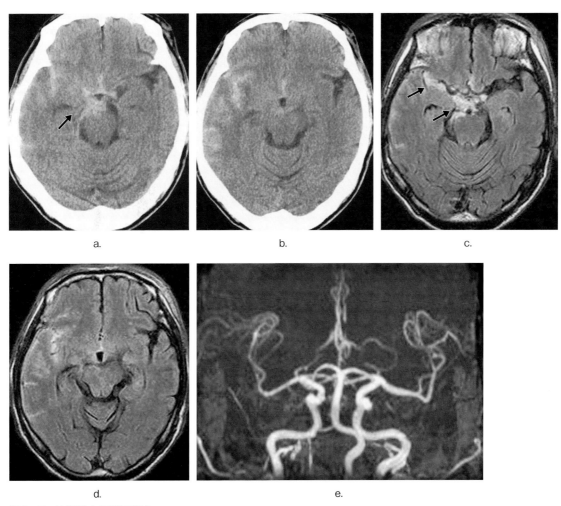

図8・5 外傷性クモ膜下出血
a. 脳底部のCT横断像．右シルビウス裂と鞍上槽の右側にクモ膜下出血による高吸収域が認められる（矢印）．
b. aより上方の断面．右シルビウス裂と側頭葉の脳溝に高吸収域がみられ，クモ膜下出血が示唆される．
c. MRIのFLAIR画像．右シルビウス裂と鞍上槽の右側にクモ膜下出血による高信号域が認められる（矢印）．
d. 右シルビウス裂と側頭葉の脳溝にクモ膜下出血による高信号域が認められる．
e. MRアンギオグラフィ．脳動脈瘤はみられない．
［石井清：外傷．研修医必携救急で役立つ頭部CT・MRI，細谷貴亮，佐々木真理（編），p.130，南江堂，2006より許諾を得て転載］

　突然始まる，強い持続性の頭痛が主たる症状である．嘔吐を伴うこともある．少量の出血の場合は，頭痛はそれほど強くないことが多い．そのほかの神経症状がないことも珍しくなく，脳内血腫を伴わなければ片麻痺，失語などの脳局所所見はみられない．なお，出血が高度であれば意識障害をきたし頭痛を訴えることはない．神経症状として髄膜刺激症状が認められることが多い（図8・5）．

　外傷性クモ膜下出血の予後決定要因は，血腫や脳浮腫によって脳血流が妨げられることにある．脳神経外科の専門病院に搬送し緊急に原因治療を行い，合併症の出現を防ぐ．

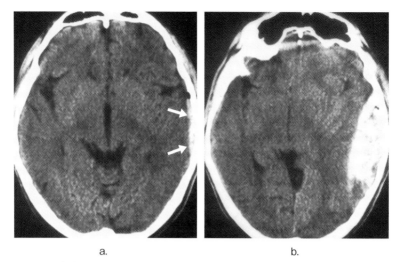

図8・6 急性硬膜外血腫
a. 受傷直後のCT像．左側頭部の頭蓋内板下に薄い高吸収域（矢印）が認められ，急性硬膜外血腫の所見である．
b. 3時間後のCT像．意識障害が出現したため撮影された．左側頭部の硬膜外血腫は増大しmasseffect（腫大効果）も増強している．
［石井清：外傷．研修医必携救急で役立つ頭部CT・MRI，細谷貴亮，佐々木真理（編），p.128，南江堂，2006より許諾を得て転載］

> **放置例** 予後不良が多い．脳動脈瘤の破裂が外傷の原因となっている場合もある．

④ 急性硬膜外血腫

硬膜と頭蓋骨との間に血腫が形成された状態のことである．通常，頭部外傷に伴う頭蓋骨骨折に合併し，頭部外傷としては「重症」に分類される．主に硬膜の外側にある硬膜動脈，ほかに硬膜静脈，あるいは静脈洞の損傷からの出血によって頭蓋骨と硬膜の間に生じる動脈性出血がある．特に側頭骨骨折による中硬膜動脈の破綻によるものが多い（**図8・6**）．

> **放置例** 受傷直後には意識障害を呈するが，脳挫傷などによる脳自体の一次的損傷が少ない場合には，すぐに意識は回復することがある（意識清明期）．受傷直後のCTで血腫がみられないか，少量の場合でも後に増大していくことがある．

⑤ 急性硬膜下血腫

硬膜と脳の間に血腫が形成された状態であり，頭部外傷としては極めて「重症」に分類される．クモ膜下腔にある架橋静脈や静脈洞の破綻によって硬膜とクモ膜の間に生じた静脈性の出血が血腫を形成する（**図8・7**）．

急性硬膜下血腫は2つに分類される．1つは脳挫傷を伴い，この挫傷部位から硬膜下へ出血するものである．もう1つは脳挫傷をまったくもしくはほとんど伴わず，脳と硬膜を連絡する静脈

6 急性脳内血腫 53

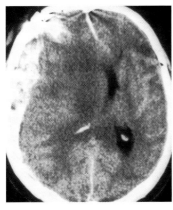
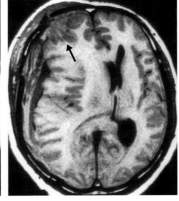
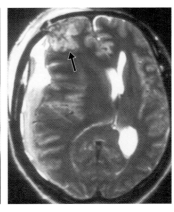

a. b. c.

図8・7　急性硬膜下血腫と脳挫傷
a. 受傷当日のCT画像．右前頭部に骨折と前頭から側頭部に硬膜下血腫，さらに右前頭葉に血腫を伴う脳挫傷が認められる．正中構造の左側への偏位（大脳鎌下ヘルニア）がみられる．
b. 受傷当日のT1強調画像．右前頭部から側頭部の硬膜下血腫は低〜等信号を呈している．前頭葉の脳挫傷部が低信号域に描出されている（矢印）．
c. 同日のT2強調画像．硬膜下血腫は不均一な高信号を呈している．右前頭葉の脳挫傷部が高信号域に描出されている（矢印）．
［石井清：外傷．研修医必携救急で役立つ頭部CT・MRI，細谷貴亮，佐々木真理（編），p.129，南江堂，2006より許諾を得て転載］

の断裂によって生じるものであり，代表的なものに小児の傍矢状洞部に生じる急性硬膜下血腫がある．受傷直後より意識障害を呈することが多々ある．めまい，嘔吐，悪心なども起こす．脳圧亢進のため脳ヘルニアが切迫すれば除脳硬直，瞳孔不同が出現する．静脈の断裂による症例では，緊急に開頭し血腫除去を行い，続発する脳浮腫へ対処する．脳浮腫が大きくなると脳ヘルニアの危険性が増す．

　脳挫傷を伴う症例では，時として挫傷脳の切除や減圧開頭術の併用も行われる．手術適応の有無は，症例ごとの状態や血腫の大きさ，脳挫傷の程度により決定される．

　症例にもよるが，早期に開頭血腫除去術を行っても，脳挫傷や外傷性クモ膜下出血を併発している例では予後不良が多い．脳挫傷を伴う症例の予後は血腫量だけでなく，脳挫傷および続発する脳浮腫の程度によって左右される．

　放置例　予後不良が多い．特に乳幼児の場合には，出血が急速であれば死に至る．

6　急性脳内血腫

　急性脳内血腫の多くは脳挫傷に伴うもので，受傷後数時間から半日で形成されることが多い．発生部位に応じた神経脱落症状と意識障害が生じる．正中偏位を生じるような大きな血腫は手術的に除去するが，部位によっては神経脱落症状の後遺症が残る．

　放置例　神経脱落症状と意識障害が進行し，血腫が大きければ脳ヘルニアを生じる場合がある．

54　8　意識障害を伴う損傷

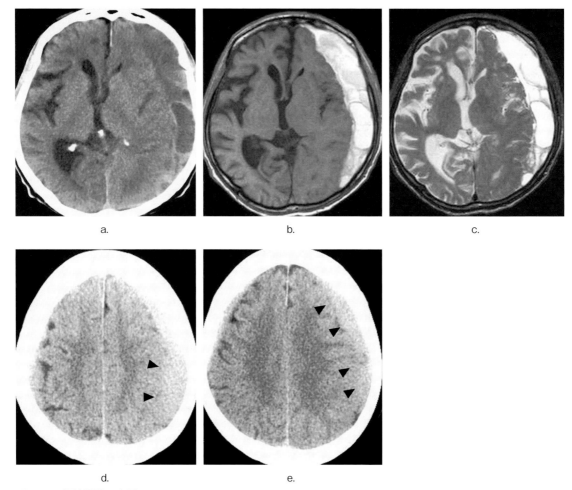

図8・8　慢性硬膜下血腫
a. CT横断像．左前頭，側頭部の頭蓋内板下に低吸収域と高吸収域が混在している．液面形成もみられる．
b. T1強調横断像．左前頭・側頭部の頭蓋骨直下に高信号を呈する血腫がみられる．時期の違う血腫が混在し，不均一で隔壁と思われる線状構造が認められる．
c. T2強調横断像．血腫は不均一な高信号を呈している．
d. 頭頂部のCT横断像．左頭頂部の脳溝が不明瞭である．よくみると頭蓋骨と脳表との間に高吸収域が認められ，硬膜下血腫であることがわかる（矢頭）．
e. dの下方の断面．頭蓋内板下に高吸収を呈する血腫が認められる（矢頭）．
［石井清：外傷．研修医必携救急で役立つ頭部CT・MRI，細谷貴亮，佐々木真理（編），p.131，南江堂，2006より許諾を得て転載］

7　慢性硬膜下血腫（図8・8）

　主に高齢者にみられる，硬膜と脳の間に血腫が緩徐に形成される疾患である．
　多くは数週間か数ヵ月前に頭をぶつけたなどの既往歴があり，しばらくまったく異常がなかったものが，だんだん痛みだし，片麻痺，意識障害が徐々に出現，進行してくる．また見当識障害もみられることから，認知症と混同されてしまう場合もある．

血腫量が多く症候性の場合は，局所麻酔下に穿頭血腫ドレナージ術を行う．この手術は侵襲が比較的少なく，術後劇的に症状が改善することが多いため，患者が高齢であっても手術適応となりうる．一方，血腫が小さい場合は，経過観察のみで血腫の自然吸収が得られることもある．

遅滞なく手術が行われれば基本的には予後が良好な疾患である．術直後から症状の改善がみられることが多いが，8～20％の頻度でドレナージ術後の再発が報告されている．再発は術後1ヵ月前後の比較的早い時期に発症することが多く，それ以上遅くなって再発することはまれである．

放置例 進行は一般的に緩徐であるが，脳ヘルニアを起こすまでに至った場合には，死亡したり重篤な後遺症を残す場合がある．小児例は比較的予後不良で，死亡率は5～10％．生存例でも知能障害や神経脱落症状を示すものがある．

9 脊髄症状のある損傷

1 頸椎損傷

a. 頸椎骨折, 頸椎脱臼骨折 (図9・1)

高所からの転落, 交通事故, 落下物の衝突, スポーツ (ラグビーやアメリカンフットボール, 器械体操, スノーボードやスキー, 浅いプール・海・川での飛び込みなど) などの高エネルギー外傷により発生することが多い.

頸椎損傷は, 急性期に緊急手術を要することは少なく, 主としてハローベストによる初期治療後の待機手術が主体である. 損傷脊椎の構築学的再建による脊髄に対する除圧と, 損傷脊椎に対する固定が必要である. 整復が困難な例や, 麻痺の合併例では可及的早期手術が望まれる.

放置例 受傷時に神経症状のない例でも不安定性のために, 麻痺症状の出現や悪化, 進行を呈することがある. 特にC4は横隔神経を支配するので, この部位を含め中枢で脊髄が障害されると自発呼吸ができなくなる.

b. 環軸関節脱臼 (図9・2)

主に衝撃的な過屈曲により生じる. 前方脱臼が多い. 環椎横靱帯が断裂して生じる脱臼と歯突起骨折に伴う脱臼がある. まれに, 伸展力に伴う後方脱臼を呈することがある. 麻痺のないものは, 主にハローベストや頸椎装具による保存的治療が行われるが, 麻痺のあるものや整復困難例では, 観血治療が行われる.

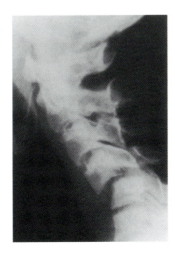

図9・1 第4頸椎前方脱臼
[真角昭吾, 立石昭夫, 林浩一郎:整形外科X線診断アトラス, p.381, 南江堂, 1997より許諾を得て転載]

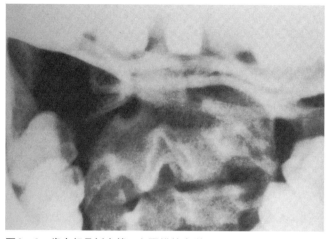
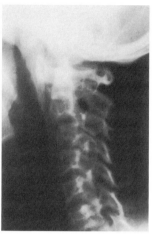

図9・2　歯突起骨折を伴った環椎前方脱臼骨折
[真角昭吾, 立石昭夫, 林浩一郎：整形外科X線診断アトラス, p.381, 南江堂, 1997より許諾を得て転載]

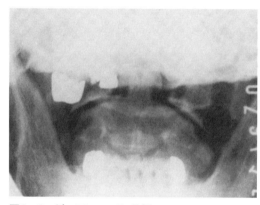
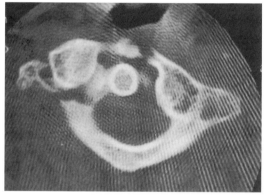

図9・3　ジェファーソン骨折
[川原範夫, 富田勝郎：脊椎骨折. 骨折治療学, 水野耕作, 糸満盛憲(編), p.137, 南江堂, 2000より許諾を得て転載]

放置例　受傷時に麻痺のない例でも，後に斜頸位，開口障害，嚥下困難を生じるものがある．陳旧例で手術的治療が必要となる場合がある．

c. 環椎骨折（ジェファーソンJefferson骨折）（図9・3）

頭部からの軸圧によって生じる環椎の破裂骨折である．

保存的治療が原則であるが，麻痺のあるものや環軸関節の不安定性が強い例では，固定術が行われる．

放置例　後頭部痛のみで麻痺のない例でも，後に嚥下障害，呼吸困難，開口障害を生じるものがある．受傷時に見逃されたものは偽関節となり，手術的治療が必要となる場合がある．

d. 軸椎歯突起骨折（図9・4）

開口位の頸椎正面X線像で診断される．先天奇形との鑑別が必要である．

アンダーソンAnderson分類Ⅰ型は安静にて経過観察，Ⅱ型は最も多く，転位しやすく偽関節と

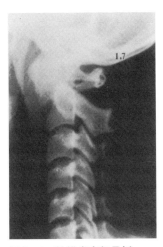

図9・4 軸椎歯突起骨折
[真角昭吾, 立石昭夫, 林浩一郎：整形外科X線診断アトラス, p.380, 南江堂, 1997より許諾を得て転載]

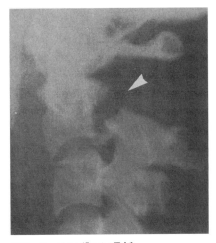

図9・5 ハングマン骨折
[吉国長利, 酒匂崇：上位頸椎損傷. 部位別スポーツ外傷・障害4脊椎・体幹, 井形高明（編）, p.49, 南江堂, 1997より許諾を得て転載]

なりやすいため，整復後，ハローベストやSOMI装具などによる長期の外固定や手術が行われる．Ⅲ型は比較的骨癒合しやすく，短期間の外固定が選択される．

放置例 受傷時にはなんら症状がなく，数日または，数週後に後頭部痛や斜頸を呈するものがある．偽関節例では手術的治療が必要となる．

e. 軸椎関節突起間骨折（ハングマンhangman骨折）（図9・5）

伸展圧迫力あるいは屈曲圧迫力により生じ，両側の椎弓根が骨折して椎体と椎弓が離開する．絞首刑（伸展力）の際に生じやすい．

麻痺のないものは多くの場合，保存的に治療されるが，麻痺のあるものや偽関節，不安定性が残存する場合は，観血治療が行われる．

放置例 頭部外傷や顔面外傷を合併していることがあり，意識障害や重篤な合併損傷のために見逃されると骨癒合不全や整復困難な場合があり，手術的治療が必要となる場合がある．

② 非骨傷性頸髄損傷

a. 変形性頸椎症

脱臼，骨折などの外傷性骨傷がないのに，頸髄損傷を呈する．中高齢者での発生頻度が高く，転倒などの軽微な外力で発生する．画像上は，椎間板の退行変性に基づき，椎間板腔の狭小化，椎体辺縁（特にルシュカLuschka関節）の骨硬化・骨棘形成，椎間関節の狭小化などの所見が認められる（**図9・6**）．脊柱管狭窄の強い例では，完全麻痺を呈することもある．

麻痺が軽度のものは安静や頸椎カラー固定などの保存療法が行われるが，麻痺が高度のものや改善のないものは，除圧術などの観血療法が必要である．

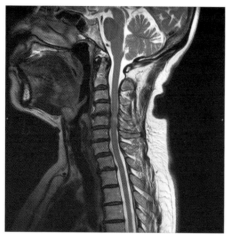
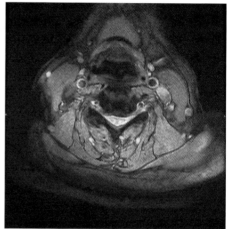

図9・6　骨傷の明らかでない頸髄損傷

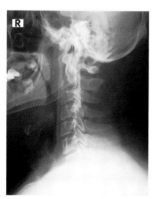
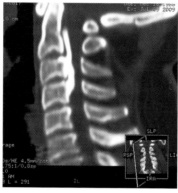
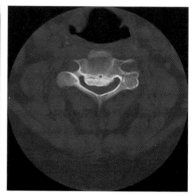

図9・7　頸椎後縦靱帯骨化症

　放置例　高齢者に多い骨傷の明らかでない損傷は，呼吸器合併症を発症し，排痰管理が困難となる場合がある．また，消化管潰瘍出血時の消化器症状が出現する場合がある．

b．頸椎後縦靱帯骨化症（頸椎OPLL）（図9・7）

　中高齢者の軽微な外傷により，比較的重度の麻痺を伴う．多くは頸部の過伸展強制による損傷で，回復の悪い例が多い．後縦靱帯が肥厚・骨化し，脊髄を緩徐に圧迫して脊髄症状を引き起こす疾患で，東南アジアに多く，白人には少ない．50歳以上の男性に多く，家族集積性が高い．耐糖能異常（糖尿病）やカルシウム代謝異常の合併や，ほかの脊柱靱帯（黄色靱帯，前縦靱帯）骨化の合併が多い．

　脊髄圧迫が高度で麻痺が重度のものや，進行性に悪化傾向のある例は除圧術などの観血療法が必要である．

　放置例　高齢者では呼吸器合併症や消化器合併症を併発し重篤となる場合がある．

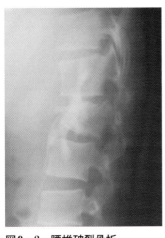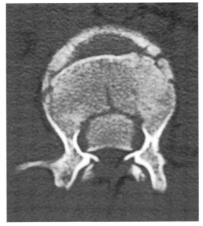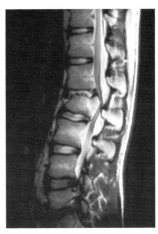

図9・8 腰椎破裂骨折
[三上容司:胸部の脱臼骨折の手術. 整形外科学, 改訂第4版, 松下隆, 福林徹, 田渕健一(編), p.159, 南江堂, 2017より許諾を得て転載]

③ 胸椎, 腰椎損傷

　胸椎骨折のうち椎体圧迫骨折は交通事故, 転落事故, コンタクトスポーツによる事故など, 強大な外力による高エネルギー外傷として起こるもので, 性別, 年齢, 骨の強度とは関係なく発生することが多い. 脊髄損傷を伴いやすい胸椎・胸腰椎移行部の骨折には椎体破裂骨折(**図9・8**)がある. 胸腰髄損傷の症状としては, 下肢症状, 歩行障害, 感覚障害などがあり, また失禁, 尿閉, 便秘など膀胱・直腸障害を呈する場合は, 合併症の予防も含め対処が必要である.

　脊柱管内に骨片が進入し, 脊髄, 馬尾が圧迫された場合, 進行性の麻痺症状がある場合, 脊椎の不安定性がある場合, 高度の変形がある場合には観血治療が必要である. 馬尾神経や神経根症状の改善には, 手術の適応を検討すべき例が多々ある.

　放置例 損傷脊椎の不安定性が高度で遅発性麻痺が危惧される例がある. また水平骨折(チャンス Chance 骨折)では, 受傷時の神経合併症は軽微な場合があり, 不安定性のゆえに後彎変形の増強, 神経症状の増悪に注意を要する. 脱臼骨折においては, 急性期に麻痺症状を合併した例は, 不可逆的変化を呈する場合がある.

④ 非骨傷性胸椎, 腰椎部脊髄損傷

a. 胸椎靱帯骨化症(図9・9)

　胸椎黄色靱帯骨化症, 胸椎後縦靱帯骨化症は, 一般に初発症状は, 帯状痛, 肋間神経痛, 側腹部や鼠径部の感覚異常, 痛みであるが, 進行例は脊髄症状を呈する場合があり, 外傷を契機に急激に悪化する例がある.

　放置例 進行性に麻痺の悪化を呈する場合がある. 脊髄症状の悪化は不可逆的な変化を呈する場合がある.

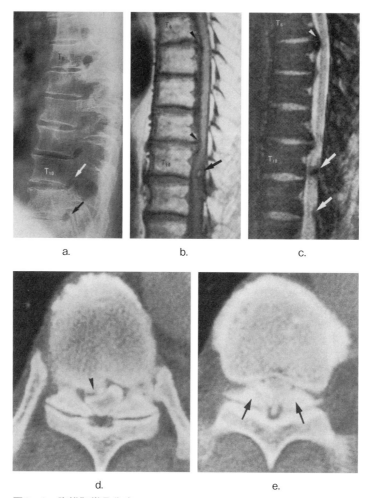

図9・9 胸椎靱帯骨化症

a. 単純撮影側面像．第6/7胸椎で椎体後縁の骨棘，第10/11胸椎，第11/12胸椎で椎間孔内後方に嘴状の骨性陰影（矢印）

b. SE(600/15)．第6/7胸椎，第9/10胸椎で椎間板は後方へ突出．両レベルで椎体後縁が後方へ突出し骨棘を示す（矢頭）．第10/11胸椎で脊柱管内後半部に高信号の腫瘤あり（矢印）．胸髄を前方へ圧排．

c. GE(10°，200/12)．第6/7胸椎，第9/10胸椎で椎間板の後方突出あり．無信号の骨棘とともにクモ膜下腔を狭小化（矢頭）．第10/11胸椎，第11/12胸椎で脊柱管内背側に無信号の腫瘤あり（矢印）．黄色靱帯骨化を示す．

d. CTM．第9/10胸椎レベル．椎間板は右後方へ突出し骨性陰影を伴う（矢頭）．胸髄は変形．

e. CTM．第10/11胸椎レベル．両側椎弓前面に丘陵状の骨化陰影（矢印．黄色靱帯骨化）．脊髄を圧排．

［宮坂和男：脊椎の炎症と腫瘍．骨・関節のMRI，片山仁，大澤忠（編），p.191，南江堂，1994より許諾を得て転載］

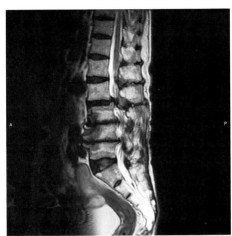
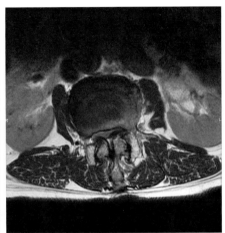

図9・10　腰部脊柱管狭窄症

b．脊柱管狭窄症（図9・10）

　腰部の脊柱管の横断面積が狭くなり，馬尾あるいは神経根圧迫の症状をきたす疾患で，40歳以上の男性に多く，症状は両側性で多椎間障害が多い．骨性要素以外に，椎間板・黄色靱帯の関与，神経因子と血流因子の関与があり，軟骨無形成症など先天性要因もあるが，多くは後天性狭窄で変形，すべり症などを認める．外傷を契機に両下肢，臀部，会陰部のしびれ感，灼熱感，筋力低下，膀胱・直腸障害，性機能障害などの馬尾症状の悪化，急激な進行を呈する場合がある．除圧術を中心とした観血治療が必要である．

　[放置例]　急激な馬尾症状の出現，進行性の麻痺症状が起こる例がある．脊椎の不安定性がある場合や高度の変形がある場合は，遅発性の麻痺症状も懸念される．

10 呼吸運動障害を伴う損傷

1 胸部外傷

胸部は肺，心臓，胸部大動脈などがあり，胸部外傷は単独でも直接の死因となりうる重大な損傷である．これは交通事故（ハンドル外傷，シートベルト外傷など）や転落事故で発生しやすい．代表的な胸部外傷として，肋骨骨折，胸骨骨折，胸鎖関節脱臼，外傷性血気胸，心挫傷（心タンポナーデ，心破裂），肺挫傷，大血管損傷，気管損傷があげられる．

a. 肋骨骨折

肋骨は外力により容易に骨折しやすい．直達外力，介達外力によって起こる．ゴルフのスイングなどで疲労骨折を起こすこともある．骨折により肺損傷が起きると気胸や血胸となることがある．3本以上の互いに隣接する肋骨が2ヵ所以上で骨折を生じた時には，動揺胸郭 flail chest がみられる．動揺胸郭では胸郭の呼吸運動に際し，浮動状態になった骨片が胸郭の動きと反対方向へ移動して換気を妨げるために，胸郭の拡張と収縮を周期的に行うことができなくなる奇異性呼吸が起こる．また，下位肋骨損傷では腹部外傷を合併している場合もあり，注意が必要である．呼吸機能に影響する場合は，肋骨骨折の内固定が必要な場合がある．

骨折部の限局性圧痛，胸郭の圧迫による介達痛など，症状の的確な把握が必要である．転位の著しいものでは骨折片を触診することが可能で，軋轢音を認めることがある．X線像では骨折線を確認できないこともあり，治療にあたっては，呼吸動態の把握が重要で，外科的処置が必要な場合がある．

放置例 動揺胸郭は処置されなければ低酸素症となり生命の危険な状態になる．

b. 胸骨骨折

胸骨骨折は，胸郭骨折の1つであり，多くの場合は直達外力によって胸骨体部に好発する（**図10・1**）．交通外傷などで前胸部を強打することにより生じることが多い．

放置例 胸痛，呼吸困難，まれにチアノーゼなどの症状に加え，胸壁動揺を呈する場合がある．心挫傷，心タンポナーデ，心原性ショックを呈する場合がある．

c. 胸鎖関節脱臼

上方，前方，後方脱臼があり，後方脱臼の頻度は極めて低いが，整復困難例が多く，観血治療を要するものが多い．

放置例 時に，気管，食道，大血管などの損傷を合併し，重篤な呼吸障害や循環障害をもたらすことがある．縦隔において，腕頭動脈，左総頸動脈，左鎖骨下動脈，左右鎖骨下静脈，食道，気管が後方に転位した鎖骨により損傷されると致命的な転帰をとることがある．

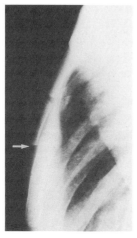

図10・1 胸骨骨折
[山下文治：胸骨骨折．部位別スポーツ外傷・障害4脊椎・体幹，井形高明（編），p.181，南江堂，1997より許諾を得て転載]

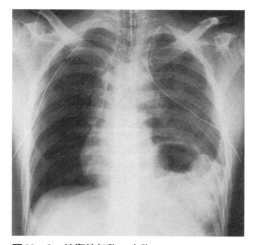

図10・2 外傷性気胸，血胸
[横田順一朗：局所評価．ゴールドスタンダード整形外科外傷・救急，中村利孝，吉川秀樹（編），p.13，南江堂，2003より許諾を得て転載]

d. 外傷性気胸，血胸

外傷により胸腔内に空気あるいは血液が貯留した状態（図10・2）となり，肺の拡張不全が起こり呼吸機能が低下する．胸腔内の貯留が増加すると緊張性気胸，緊張性血胸を起こすことがある．健側の肺が圧迫されると呼吸機能はさらに低下し，胸腔ドレナージが行われる．

放置例 受傷時は臨床症状に乏しい場合があるが，徐々に呼吸困難が出現し，呼吸数の減弱，不整脈，低血圧，奇異性呼吸運動の症状を呈する．

e. 心タンポナーデ

心膜と心臓との間（心嚢内）に血液が貯留することによって起こる．心嚢内に60〜100 ml以上の血液貯留により，心臓の拡張障害が起こる．その結果，心拍出量が減少し血圧が低下する．可及的速やかに心嚢ドレナージが必要である．

放置例 心臓の拡張を妨げ心拍出量を低下させる．心原性ショックとなる．

11 内臓損傷の合併が疑われる損傷

A 骨 折

1 肋骨骨折

a. 肺損傷の合併

　肋骨骨折に最も多くみられる合併症は肺損傷で，肺挫傷，外傷性血気胸などがある（**図11・1**）．肺挫傷とは，鈍的外力や急激な肺胞内圧の上昇などで肺胞や毛細血管が断裂，または，肺胞に血液や血腫などが溜まった状態である．血気胸や周囲の臓器の損傷を併発している場合もあり，広範囲にわたる肺挫傷では生命の危険もあるため注意が必要である．呼吸困難，頻呼吸，血痰，チアノーゼ，さらに広範囲にわたる場合には，低酸素血症による意識障害や血圧低下を認める．十分な呼吸管理を含めた治療が必要となる．

　放置例　重症化すると急性呼吸不全を起こし死に至ることもある．

b. 肝損傷の合併

　右季肋部の肋骨骨折は肝損傷を合併することがある．肝臓が外傷による損傷を受けると，出血により重大な症状を引き起こすことになる．出血性ショックにより，頻呼吸，チアノーゼ，さらに腹膜刺激症状を認める．

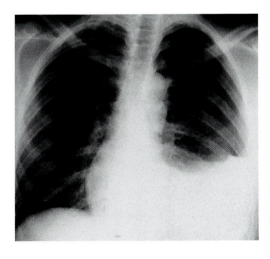

図11・1　外傷性血気胸
［草地信也：胸壁・呼吸器疾患．外科学概論 改訂第4版，炭山嘉伸（編），p.157，南江堂，2012より許諾を得て転載］

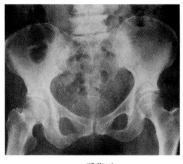 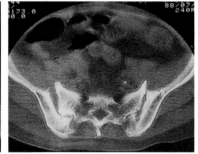 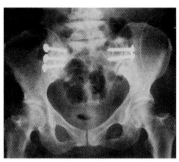

a. 受傷時　　　　　　　b. CT像　　　　　　　c. 術直後

図11・2　両側仙腸関節脱臼
[澤口毅：骨盤骨折．骨折治療学，水野耕作，糸満盛憲（編），p.224，南江堂，2000より許諾を得て転載]

放置例 出血が少量であったとしても長時間続くと，遅発性にショック症状が生じることがあり注意が必要である．

c．腎損傷の合併

背部の下部肋骨骨折では，腎損傷を合併することがある．腎臓を損傷した場合の症状として，血尿，腰背部の激しい痛み，血圧低下がみられる．腎臓は肝臓とともに，血流が多い臓器であり，レニンにより血圧を管理している臓器でもある．

腎臓は，肝臓のように再生能力を持たない臓器であるため，いったん組織が壊れてしまうと機能回復することは難しい．循環血液量が少ない小児の場合や，肉眼的血尿がみられるような重症例では，CT検査を含め十分な管理，治療が必要である．

放置例 臓器からの出血とホルモン低下で一気に意識消失とショック症状を呈することもある．

d．脾損傷の合併

左下部の肋骨骨折により脾臓の損傷を合併することがある．脾損傷では左上腹部の痛みを中心に，打撲痕や内出血がみられることがある．また，脾臓の腫れにより胃が圧迫され，吐き気などの消化器症状を起こすことがある．

放置例 腹腔内出血から出血性ショックによる血圧低下など命に関わる状態になる危険性もある．

② 骨盤骨折（図11・2，11・3）

通常，交通事故や高所からの落下などの高エネルギー外傷により起こることが多いが，高齢者では転倒により，また若年者のスポーツ外傷としても発症することがある．

骨盤輪のなかにはS状結腸，直腸，肛門，膀胱，尿道，女性の場合にはこれらに加えて，子宮，卵巣，卵管，膣が含まれている．消化管は下腸間膜動脈，女性性器は卵巣動脈と子宮動脈，泌尿器系は内腸骨動脈で支配されている．骨盤骨折の問題点は，骨盤骨折自体に関するもの，骨盤輪内の臓器の損傷，内腸骨動脈などの血管損傷があげられる．泌尿器系の合併損傷による血尿，膣損傷による膣からの出血，肛門・直腸損傷による肛門からの出血がみられる．血尿がみられる時

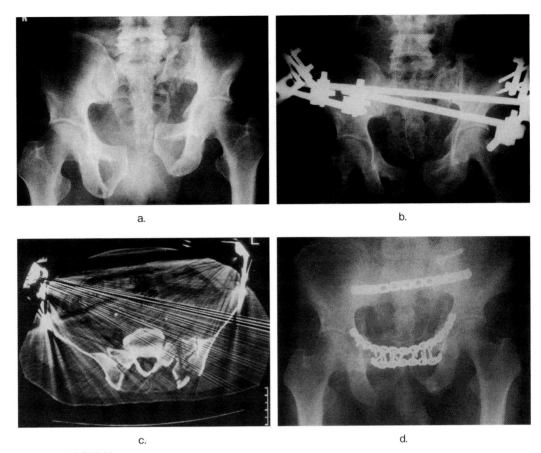

図11・3 骨盤骨折
a. 受傷時．右恥骨下枝，左恥骨上下枝，左仙骨骨折．骨盤左側は頭側に転位している．搬入時にショック状態で尿道断裂を伴っていた．
b. ただちに創外固定と左下肢直達牽引を行った．膀胱瘻も造設している．
c. CTスキャン．左仙骨翼と腸骨 posterior mass の骨折が明らか．受傷後6日後前方および後方のプレート固定を行った．
d. 術後2年．骨癒合が得られ，左臀部の軽度の疼痛が残存する以外症状はない．
[澤口毅：骨盤骨折．骨折治療学，水野耕作，糸満盛憲(編)，p.225，南江堂，2000より許諾を得て転載]

は尿道造影，膀胱造影，肛門からの出血がみられる時には注腸造影が必要である（**図11・4**）．

　内腸骨動脈損傷による出血性ショックがみられる時は，血管内治療としての塞栓術が施行される（**図11・5**）．膀胱・大腸損傷などの合併症に対しては手術を，不安定な骨盤骨折に対しては，初期に創外固定を行い，全身状態の安定後に必要な内固定を行う．全身管理を含めた十分な治療態勢が必要である．

　放置例　血管や内臓の損傷を合併すると大量出血からショック状態となり，死に至る場合もある．

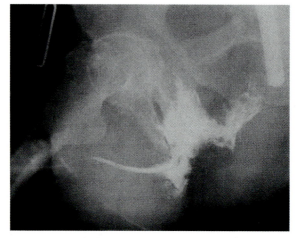

図11・4 尿道損傷
[澤口毅：骨盤骨折．骨折治療学，水野耕作，糸満盛憲(編)，p.220，南江堂，2000より許諾を得て転載]

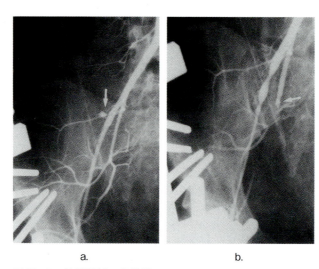

図11・5 骨盤骨折，塞栓術
a. 造影剤の血管外漏出を認める(矢印)．
b. TAE後．内腸骨動脈は閉鎖し(矢印)，造影剤の血管外漏出は停止している．外腸骨動脈の血管攣縮を認める．
[澤口毅：骨盤骨折．骨折治療学，水野耕作，糸満盛憲(編)，p.220，南江堂，2000より許諾を得て転載]

B 脱　臼

1 胸鎖関節脱臼

　車の衝突事故などでハンドルを胸に強打したり，高所からの転落事故により発生する．心臓付近の胸部を鈍的外力により強打することで心挫傷を発症することがある．

放置例 血圧低下や不整脈，頻脈，頻呼吸，四肢冷や汗，冷感を呈し，意識障害を認めることがある．心タンポナーデや心原性ショックを呈し生命の危険性がある場合もある．

② 股関節脱臼骨折

　股関節中心性脱臼骨折（**図5・3参照**）では，寛骨臼骨折に伴い骨盤内臓器損傷や閉鎖動脈損傷を合併する可能性がある．循環動態を含めた十分な全身管理が必要であり，造影CTをはじめとした尿道造影，膀胱造影，注腸造影が必要である．

　放置例 骨盤内臓器損傷や血管損傷により，出血性ショックとなり死に至る場合がある．

12 高エネルギー外傷

　高所からの転落事故，交通事故，労災事故などの高エネルギー外傷では，多発外傷や重度臓器損傷を認めることが多い．バイタルサイン（意識，呼吸，循環）をチェックし，損傷部位の確認，診断の後，必要に応じて救急蘇生などの生命維持に必要な初期治療が重要である．重度の外傷では，気道確保，人工呼吸，心マッサージ，出血コントロール，輸液管理をしながら，第三次救急医療施設に搬送する．さらにただちに処置を開始しないと致命的になる病態として，上気道閉塞，緊張性気胸，心タンポナーデ，脳ヘルニア，外傷性ショックがあげられる（**表12・1**）．また急性期症状として，播種性血管内凝固症候群（DIC），脂肪塞栓症候群（FES），深部静脈血栓症（DVT），肺血栓塞栓症（PTE）などの重篤な合併症の可能性も考慮しなければならない．

1 外傷性ショック

　出血による低容量性ショックで，ショックの5徴候（蒼白，虚脱，冷や汗，脈拍触知困難，呼吸不全）や指尖の蒼白，反射の減弱，不穏，意識混濁，乏尿などが出現する．ショックの重症度を判定し（**表12・2**），即座に治療を開始しなければならない．治療の基本は止血，輸液，輸血療法である．

　放置例 初期段階においては頻脈，発汗，蒼白，低体温を呈する．その後，低血圧，意識障害，頻呼吸，呼吸促迫を招き，さらには昏睡状態となる．出血性ショックは時間を経て進行していくことが特徴で，適切な処置が行われないと生命の危機となる．

表12・1　ただちに治療を開始すべき致命的病態

病態	原因	症状，所見	治療
上気道閉塞	異物，舌根沈下	吸気性努力呼吸，やがて無呼吸	異物除去，気道確保
緊張性気胸	臓側胸膜のチェックバルブ現象	ショック，皮下気腫，呼吸音減弱	胸腔ドレナージ
心タンポナーデ	心嚢内血液貯留	中心静脈圧上昇，ショック奇脈	心嚢穿刺
脳ヘルニア	脳浮腫，脳挫傷，頭蓋内出血	瞳孔不同，片麻痺	高張減圧薬投与
外傷性ショック	出血	四肢冷感，不穏，乏尿，頻脈	輸液，輸血療法と止血操作

表12・2　出血性ショックの分類

	Class I	Class II	Class III	Class IV
出血量 (ml)	<750	750〜1,500	1,500〜2,000	>2,000
出血量 (%)	<15	15〜30	30〜40	>40
脈拍数/分	<100	100〜120	120〜140	>140
血圧	不変	収縮期圧不変 拡張期圧上昇	収縮期圧減少 拡張期圧減少	収縮期圧減少 拡張期圧減少
脈圧	不変か上昇	低下	低下	低下
呼吸数	14〜20	20〜30	30〜40	>40か無
尿量 (ml)	>30	10〜30	5〜10	痕跡
精神状態	軽度の不安	不安	不安から不穏	不穏から無気力
輸液療法	細胞外輸液	細胞外輸液	細胞外輸液と 輸血療法	細胞外輸液と 輸血療法

② 播種性血管内凝固症候群disseminated intravascular coagulation（DIC）

血液凝固因子の活性化による全身性の血栓形成と，消費性凝固因子による著明な出血傾向と線溶亢進を同時に呈する症候群である．出血性ショック，多発外傷や熱傷，広範な軟部組織損傷に起こりやすい．呼吸障害，肝機能障害，腎機能障害，脳神経障害など多彩な症状を呈し，死亡率は高い．

放置例 血小板や凝固因子が低下することで，出血傾向が高くなる．止血作用が働いていると出血量はそれほど多くはないが，プラスミンの働きにより，止血のための血栓をも溶かしてしまうと，止血が追いつかなくなり，大量出血となる．特に外傷では，出血症状が主症状となる．また微小血栓が多発すると，各臓器に十分な血液が流れなくなり，いわゆる微小循環障害をきたす．その結果，十分な血液を供給されない臓器が機能不全に陥る．DICでは，微小血栓が血管内のさまざまな部分に無数に発生することから，しばしば多臓器不全を引き起こし死に至る．

重篤な基礎疾患に起因するために，DICを合併することで予後不良となる．発見が遅れれば遅れるほど死亡率は高くなり，早期発見・早期治療が非常に重要である．診断のポイントとして，基礎疾患の存在，出血症状の存在，臓器症状の存在，血小板数の低下，血中FDP（Dダイマー）の上昇，血中フィブリノゲンの低下，プロトロンビン時間（PT）の延長があげられる．

③ 脂肪塞栓症候群fat emboli syndrome（FES）

多発外傷や，骨盤，下肢の骨折に合併しやすい．肺，脳，心臓などの臓器に脂肪による塞栓が生じて，発熱，頻脈から急性の呼吸障害，脳神経症状など多彩な症状を呈する．前胸部などに点状出血斑がみられる．胸部X線像では，吹雪様陰影snow storm patternを認める（図12・1）．酸素投与を含め呼吸管理，全身管理が必要であるが，急速に死の転帰をとるものもある．

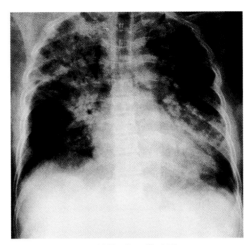

図12・1 胸部X線像 吹雪様陰影
[渡部欣忍, 松下隆：骨・関節損傷総論, 整形外科学, 改訂第4版, 松下隆, 福林徹, 田渕健一 (編), p.59, 南江堂, 2017より許諾を得て転載]

放置例 錯乱, せん妄などの非特異的中枢神経症状, 頻脈, 発熱を呈し, 呼吸促迫, チアノーゼを認め, 生命の危機となる.

4 深部静脈血栓症 deep veinthrombosis (DVT), 肺血栓塞栓症 pulmonary thromboembolism (PTE)

下肢の深部静脈にできた血栓が, 肺に塞栓を生じるものである. 合わせて静脈血栓塞栓症という. 多発外傷はもとより, 脊髄損傷, 骨盤, 下肢の骨折に合併しやすい. 急性肺血栓塞栓症は, 静脈, 心臓内で形成された血栓が遊離して, 急激に肺血管を閉塞することによって生じる疾患であり, その塞栓源の約90％以上は, 下肢あるいは骨盤内静脈である. 発現する臨床症状も, 無症状から突然死をきたすものまでさまざまであり, そうした臨床像の多彩さや元々の基礎疾患による症状所見により, 見過ごされる危険性があり注意を要する. 後天性危険因子としては, 外傷, 骨折のほか手術, 肥満, 安静臥床, 悪性腫瘍, うっ血性心不全, 慢性肺疾患, 脳血管障害, 薬剤 (経口避妊薬, ステロイド), 長距離旅行などがあげられる.

放置例 頻呼吸, 頻脈から呼吸促拍, チアノーゼを呈し, 低酸素血症となり生命の危機となる.

索　引

あ

アンダーソン分類　58

い

意識障害　47

う

打ち抜き像　15

え

腋窩神経損傷　28
塩基性リン酸カルシウム結晶　14
エンディアン　21

お

黄色ブドウ球菌　12, 13

か

外出血　35
外傷後関節症　37
外傷性気胸, 血胸　66
外傷性クモ膜下出血　50, 5
外傷性血気胸　67
外傷性骨化性筋炎　37
外傷性ショック　73
外側型ヘルニア　6
開放性骨折　12, 35
　　──における合併症　37
開放性脱臼　41
開放性脱臼骨折　41
拡張性脱臼　45
下垂指　25
下垂手　23
下垂足　6
肩関節周囲炎　4

肩関節脱臼　21, 28, 45
肩関節脱臼骨折　30
肩の痛み　4
化膿性関節炎　45
化膿性脊椎炎　5, 10
カルシウム代謝異常　60
寛骨臼骨折　68, 71
環軸関節脱臼　57
関節強縮　37
関節唇損傷　28
関節リウマチ　45
感染性偽関節　36
肝損傷　67
環椎骨折　58
がんの骨転移　44
陥没骨折　47, 48

き

偽関節　37, 44
偽性髄膜瘤　48
偽性痛風　14
気道確保　73
気脳症　49
急性化膿性骨髄炎　12
急性化膿性脊椎炎　9
急性硬膜外血腫　52
急性硬膜下血腫　52
急性脳内血腫　53
急性肺血栓塞栓症　75
胸骨骨折　65
胸鎖関節脱臼　65, 70
強直性脊椎炎　3
胸椎圧迫骨折　3
胸椎黄色靱帯骨化症　3, 61
胸椎骨折　61
胸椎靱帯骨化症　61
胸椎損傷　61
胸椎椎間板ヘルニア　3
胸部の痛み　3
胸壁動揺　65

胸腰椎部圧迫骨折　4
亀裂骨折　47
緊張性気胸　73

く

クモ膜嚢胞　48

け

経カテーテル動脈塞栓術　20
頸肩腕症候群　4
脛骨近位端骨折　26
頸椎OPLL　60
頸椎後縦靱帯骨化症　4, 60
頸椎症　3, 4
頸椎症性脊髄症　4
頸椎装具　57
頸椎損傷　57
頸椎脱臼骨折　57
頸椎椎間板ヘルニア　3, 4
頸椎捻挫　4
頸椎骨折　57
脛腓靱帯　33
血管造影検査　19
血流障害　19
腱板断裂　28

こ

高エネルギー外傷　73
後外側型ヘルニア　6
後骨間神経損傷　25
後骨間神経麻痺　25
後正中型ヘルニア　6
後正中型腰椎椎間板ヘルニア　6
高尿酸血症　14
硬膜外血腫　47, 48
股関節脱臼骨折　32, 71
呼吸運動障害　65
骨壊死　37

骨粗鬆症　3, 5, 9
骨粗鬆症性脊椎圧迫骨折　8
骨透亮像　44
骨軟化症　3
骨嚢腫　43
骨の発達障害　37
骨盤骨折　20, 68
骨迷路　49
コンパートメント症候群　28

さ

鎖骨骨折　19
坐骨神経損傷　32
猿手　26
三角靱帯　33

し

ジェファーソン骨折　58
軸椎関節突起間骨折　59
軸椎歯突起骨折　58
膝窩動脈損傷　20, 21, 29
膝関節脱臼　21, 29
失語　51
脂肪塞栓症候群（FES）　73, 74
尺骨矯正骨切り術　25
尺骨鉤状突起骨折　30
尺骨神経損傷　30
尺骨神経麻痺　24
ジャクソンテスト　4
出血性ショック　19, 20, 36, 69, 71,
　73, 74
上気道閉塞　73
上肢の痛み　4
上腕骨顆上骨折　20, 24
上腕骨外顆骨折　30
上腕骨骨幹部骨折　23
上腕骨内側上顆骨折　28, 30
上腕動脈損傷　21
上腕二頭筋長頭腱断裂　28
褥瘡　17
ショックの5徴候　73
除脳硬直　53
心原性ショック　65, 71
人工呼吸　73
人工骨　44

進行性頭蓋骨折　48
心挫傷　65
腎損傷　68
心タンポナーデ　65, 66, 71, 73
深腓骨神経　26
深部静脈血栓症（DVT）　73, 75
心マッサージ　73

す

髄液耳漏　49
髄液漏　49
水平骨折　61
髄膜炎　49
髄膜腫　3
ズデック骨萎縮　37
スパーリングテスト　4
スポーツ外傷　1
スポーツ障害　1

せ

正中神経損傷　25, 26
正中神経麻痺　24, 26
脊髄症状　57
脊柱管狭窄症　63
脊椎圧迫骨折　3
石灰沈着性滑液包炎　14, 16
石灰沈着性腱炎　14, 16
節前損傷　23
遷延癒合　37, 44
前骨間神経損傷　26
線状骨折　47
前頭蓋底骨折　49
穿頭血腫ドレナージ術　55
浅腓骨神経　26
前立腺がん　10, 44

そ

創外固定　35
総腓骨神経損傷　26, 29
総腓骨神経麻痺　23
足関節脱臼骨折　33
側頭骨骨折　49, 52
阻血性拘縮　37
阻血性骨壊死　37

た

大腿骨遠位部骨折　20
大腿骨近位部骨折　9
大腿骨頭壊死　33
大腿神経損傷　32
耐糖能異常　60
脱臼骨折　30
ダッシュボード損傷　32
多発外傷　74
丹毒　14

ち

チアノーゼ　65, 67, 75
恥骨下脱臼　32
恥骨骨折　32
恥骨上脱臼　32
チャンス骨折　61
中心性脱臼　32
肘頭骨折　30
超音波ドプラー血流計　19
陳旧性脱臼　28

つ

椎間関節症候群　5
椎間関節嚢腫　5
椎間板炎　3
椎体圧迫骨折　5, 61
椎体炎　3
椎体破裂骨折　61
痛風　14

て

低酸素血症　75
デブリドマン　35
転移性脊椎腫瘍　3, 5, 10
伝染性膿痂疹　13

と

頭蓋冠骨折　47
頭蓋骨骨折　47, 50, 52
頭蓋底骨折　48
頭蓋内気腫　49

索　引　**79**

瞳孔不同　53
橈骨遠位端骨折　25
橈骨神経損傷　23
橈骨神経麻痺　23, 24
橈骨頭骨折　30
動脈損傷の5P　19
動揺胸郭　65
特発性脊髄硬膜外血腫　8

な

内臓疾患　3
内臓損傷　67
内腸骨動脈損傷　69
内軟骨腫　43
内反肘変形　25
軟骨石灰化症　15
難治性骨折　36

に

乳がん　10, 44
尿酸ナトリウム結晶　14

の

脳挫傷　49, 52, 53
脳神経麻痺　49
脳動脈瘤　52
脳浮腫　53
脳ヘルニア　53, 55, 73

は

肺血栓塞栓症（PTE）　73, 75
肺挫傷　67
肺損傷　67
バイタルサイン　73
背部の痛み　3
破壊性脱臼　45
播種性血管内凝固症候群（DIC）
　　　　　　　　　　73, 74
バトル徴候　49
ハローベスト　57, 59
ハングマン骨折　59
反復性肩関節脱臼　21, 30

ひ

皮下結節　15
引き抜き損傷　23
腓骨近位端骨折　26
非骨傷性胸椎部脊髄損傷　61
非骨傷性頸髄損傷　59
非骨傷性腰椎部脊髄損傷　61
腓骨神経麻痺　28
肘関節脱臼　21, 28
肘関節脱臼骨折　30
脾損傷　68
皮膚の細菌感染症　13
癭疽　13
病的骨折　3, 43, 44
病的脱臼　45
ピロリン酸カルシウム　14, 15
ピロン骨折　33

ふ

フォルクマン拘縮　20, 21, 23, 25,
　　37
腹部の痛み　4
吹雪様陰影　4
ブラックアイ　49
粉砕骨折　48

へ

閉鎖動脈損傷　71
変形性肩関節症　4
変形性頸椎症　4, 59
変形性膝関節症　28
変形性手関節症　26
変形性脊椎症　3, 4
変形性腰椎症　5
変形癒合　26, 33, 37, 44
片麻痺　51

ほ

蜂窩織炎　13
膀胱・直腸障害　6, 61
ホルネル徴候　23

ま

末梢神経損傷　23
麻痺性脱臼　45
慢性硬膜下血腫　54
慢性骨髄炎　13, 37

め

迷路骨折　49

も

モンテジア脱臼骨折　25

よ

溶血性連鎖球菌　14
腰椎損傷　61
腰椎椎間板症　5
腰椎椎間板ヘルニア　5, 6
腰椎椎体圧迫骨折　8
腰椎不安定症　5
腰椎分離すべり症　5
腰椎変性すべり症　5
腰痛　5
　　──のred flag　5
腰部脊柱管狭窄症　5

り

リン酸カルシウム結晶　16

れ

連鎖球菌　13

ろ

肋間神経痛　3
肋骨骨折　3, 4, 65, 67

わ

鷲手変形　28
腕神経叢麻痺　21, 23

欧文

Anderson分類　58
black eye　49
Chance骨折　61
CPPD沈着症　15
drop hand　23

Endean　21
golden period　35
Gustilo分類　35
hangman骨折　59
Horner徴候　23
Jacksonテスト　4
Jefferson骨折　58

Monteggia脱臼骨折　25
Pilon骨折　33
punched out area　15
SOMI装具　59
Spurlingテスト　4
Sudeck骨萎縮　37
Volkmann拘縮　20, 23, 37

医療の中の柔道整復

2019 年 3 月 31 日　第 1 刷発行	著　者　有沢　治
2023 年 1 月 20 日　第 4 刷発行	発行者　小立健太
	発行所　株式会社 南 江 堂

〒113-8410 東京都文京区本郷三丁目 42 番 6 号
☎(出版)03-3811-7236　(営業)03-3811-7239
ホームページ　https://www.nankodo.co.jp/

印刷・製本　永和印刷

Judo Therapy in Medicine
© Nankodo Co., Ltd., 2019

定価はカバーに表示してあります.
落丁・乱丁の場合はお取り替えいたします.
ご意見・お問い合わせはホームページまでお寄せください.

Printed and Bound in Japan
ISBN978-4-524-24898-8

本書の無断複製は, 著作権法上での例外を除き禁じられています.
本書の複写・転写・複製・翻訳・翻案・データベースへの取り込みおよび公衆送信（送信可能化を含む）
に関する許諾権は, 株式会社南江堂が保有しています.

本書の複製（複写, スキャン, デジタルデータ化等）を無許諾で行う行為は, 著作権法上での限られた例
外（『私的使用のための複製』等）を除き禁じられています. 大学, 病院, 企業等の内部において, 業務
上使用する目的で上記の行為を行うことは私的使用には該当せず違法です. また私的使用であっても, 代
行業者等の第三者に依頼して上記の行為を行うことは違法です.